관절의 움직임을 이용한 수기테크닉

관절 모빌리제이션

JOINT MOBILIZATION

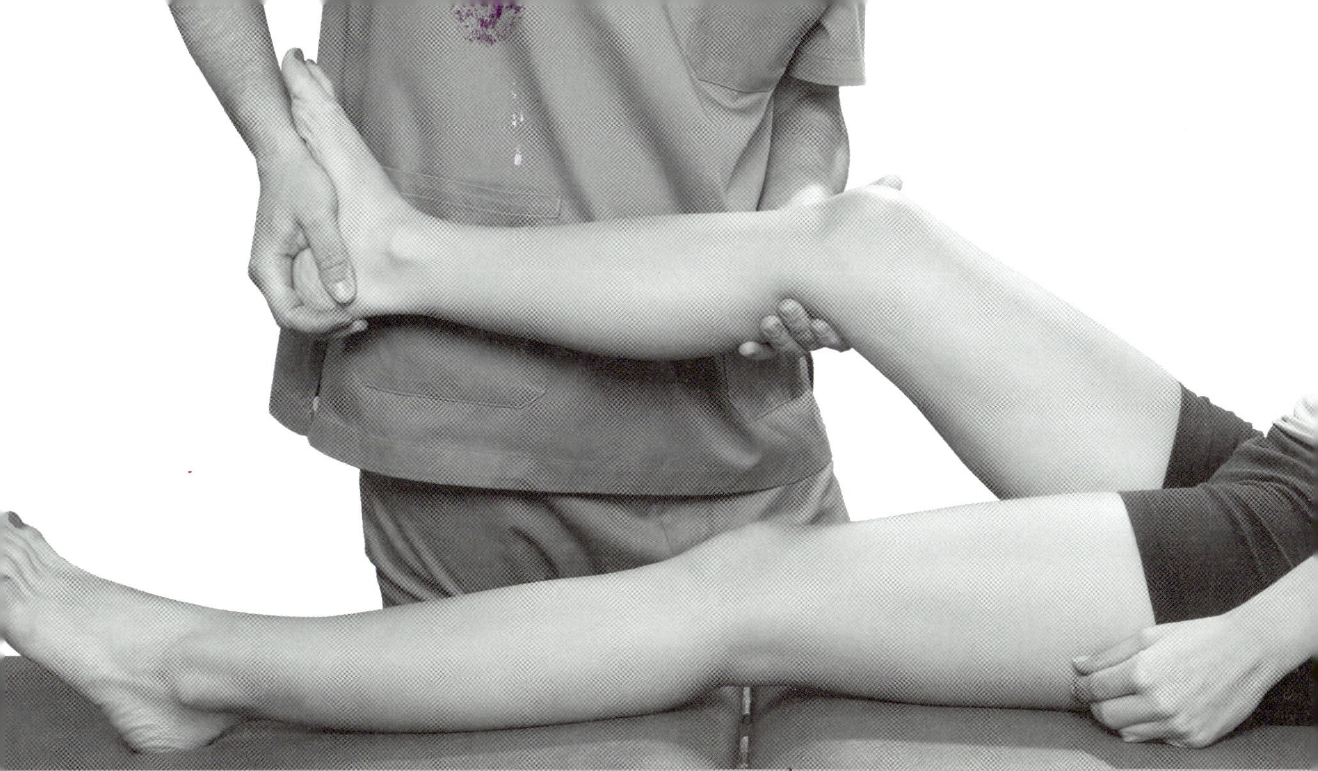

관절의 움직임을 이용한 수기테크닉

관절 모빌리제이션

Kasuya Toshihiko

고 은 상 옮김

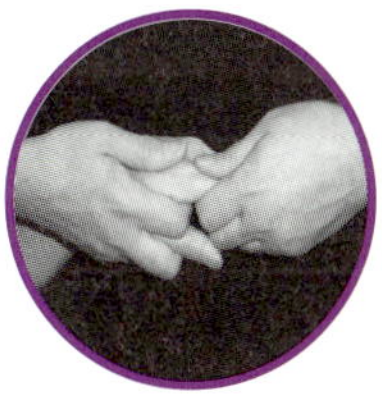

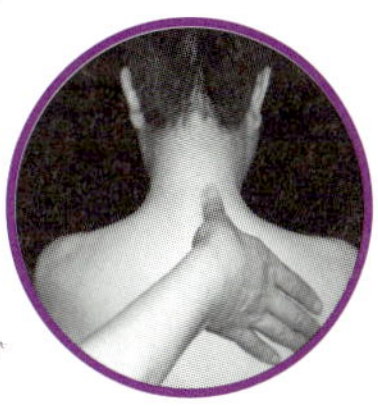

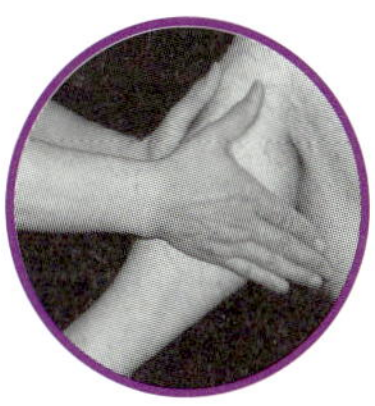

JOINT MOBILIZATION

신흥메드싸이언스

관절의 움직임을 이용한 수기테크닉

관절 모빌리제이션

JOINT MOBILIZATION

발　　행　2014년 10월 20일
지 은 이　Kasuya Toshihiko
역　　자　고 은 상
발 행 인　홍 성 혁
발 행 처　**신흥메드싸이언스**
편　　집　임 여 주
디 자 인　노 정 현
주　　소　서울시 영등포구 양평동 3가 15-1번지
월드메르디앙비즈센터 501호
등록번호　제318-2007-000077호
전　　화　02-2165-8670
팩　　스　02-2165-8675
홈페이지　www.shmed.co.kr
I S B N　978-89-6498-047-7 93510
정　　가　35,000원

서문...

몸을 움직일 때, 어떠한 원인에 의해 관절을 접질리거나, 깁스 등에 의한 고정으로 인하여 관절의 움직임이 나빠져 통증이 생기는 일은 누구나가 한 번쯤은 경험해 보았을 것이다. 이러한 관절 통증에 대한 치료법은 여러 가지 방법이 있지만, 수기에 의한 치료 방법의 하나로 관절모빌리제이션(joint mobilization)이 있다.

본서는 저자의 이전 저서인 『사진으로 배우는 관절 mobilization Text』를 대폭 개정하여 그림 등을 추가하고, 관절 mobilization의 조작 방법을 저술한 것으로 관절운동(joint play) 검사법, 움직이는 방법, 특히 추력을 가하지 않는 방법(nonthrust에 의한 방법)의 직접법, 간접법에 대해서 저술하였다.

저자는 치료에 있어서, 예전에는 카이로프랙틱(Chiropractic) 추력법을 주된 교정법으로 사용한 적이 있지만, 고령자에 대해서는 위험성이 있기 때문에 추력은 사용하지 않도록 하였다. 또한 2000년부터 간병보험제도가 시작되어 케어 매니저(간병지원 전문인)로 일하였는데, 간병 현장에서 고령자의 상태를 보고 있으면, 골다공증 등이 있는 환자에게 교정법을 시행할 시, 추력을 사용할 수 없는 경우가 많다는 것을 알게 되었다. 이러한 점에서 추력을 사용하지 않는 관절모빌리제이션이 필요하다는 것을 인지하였으며, 그것이 본서를 저술하게 된 계기가 되었다.

현재 관절모빌리제이션은 정골요법(osteopathy), 카이로프랙틱(chiropractic)으로부터 영향을 받고 있다고 알려져 있는데, 본서는 정골요법이나 카이로프랙틱을 배우지 않은 치료사 분들도 잘 아는 내용으로 구성하였다.

또한 정골요법이나 카이로프랙틱에는 섬세한 수기도 많고, 장기간의 경험 없이는 얻을 수 없는 것도 많지만, 본서에서 소개하는 관절모빌리제이션은 정골요법이나 카이로프랙틱에 비하면 섬세한 부분은 적고, 자격을 가지고 있는 치료사라면, 연습이나 임상 경험에 의해 조작법을 습득해 갈 수 있다. 각각의 자격에 의한 임상에 대해서 주 치료법 또는 보조 치료법으로 유용한 수기 치료의 하나가 될 것이라고 생각한다.

본서에서는 직접법과 간접법에 대해서 기술하고 있는데, 직접법과 간접법의 검사법은 거의 비슷한 방법으로 시행하기 때문에 직접법을 습득하고 난 후에라야 간접법을 습득하기가 쉽다. 직접법 또는 간접법의 어느 한 쪽만을 습득하여 시행해도 되지만, 양쪽 수기를 습득하는 것이 교정 수행이 원활해진다. 이것은 직접법 또는 간접법의 어느 한쪽을 주로 시행하였을 경우, 주로 사용하는 방법으로 교정이 잘 이루어지지 않았을 경우에는 다른 방법으로 교정할 수 있기 때문이다. 특히 뼈가 약한 고령자들에게는 간접법이 유용하다.

관절의 움직임에 대해서는 관절모빌리제이션을 시행하는데 있어서 필요한 것을 사상면, 전액면, 수평면의 표준면(일부 사용하지 않을 수 없는 곳도 있었다), 관절의 형태 및 축성 등에 대해서는 기술하지 않고, 단순히 관절의 움직임에 대해서 간단히 정리하였다. 관절운동에 대해서 상세하게 알고 싶은 분은 전문 운동학이나 해부학 등의 서적을 참고하길 바란다.

본서가 수기 치료를 시행하는 분들께 참고가 되면 기쁘겠다.

먼저 본서의 출판에 있어서 사진 촬영 등으로 협력해 주신 이즈미 골절원의 스가이즈미 마사히로 선생님, 편집을 담당해 주신 녹서방 편집부의 마나코 칸씨, 후카가와 나나씨에게 깊은 감사의 말씀 드립니다.

2011년 10월 20일

Kasuya Toshihiko

차 례

PART

I

관절모빌리제이션(Joint mobilization)

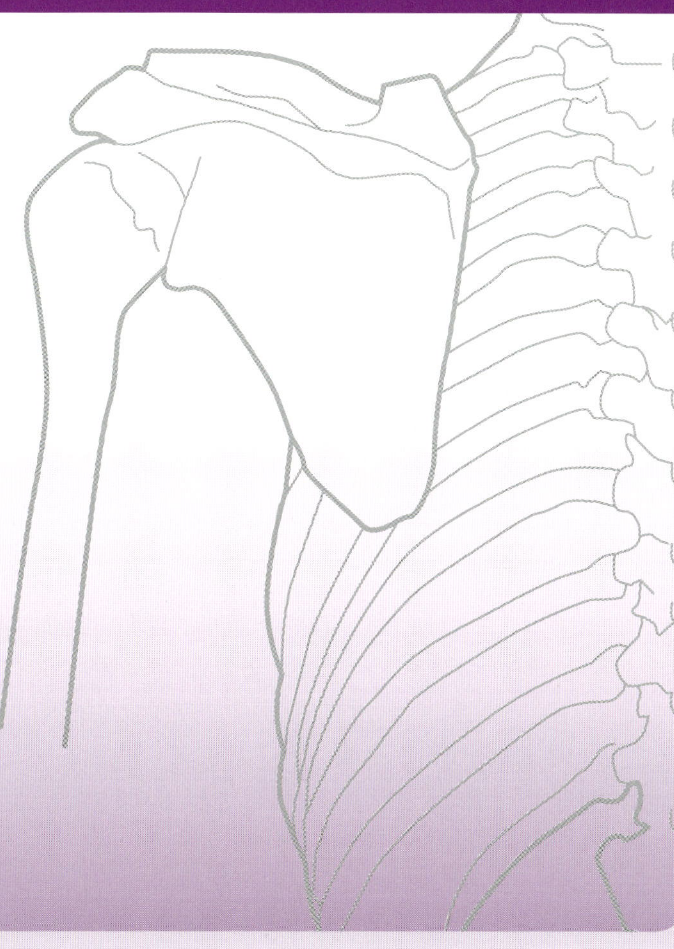

1 모빌리제이션(mobilization)

관절모빌리제이션(manipulation, manual therapy 등으로도 불린다)은 기원전에 유럽에서 시작되었으며, 오래된 문헌에서는 히포크라테스(Hippocrates)의 「히포크라테스의 전집」 중에 마사지(massage)를 사용한 기록과 함께 관절모빌리제이션을 사용한 기록이 있다고 한다. 그 후에 미국에서 정골요법(osteopathy), 카이로프랙틱(chiropractic)이 생겨나 각각 독자적인 발전을 이룩하였다.

이학요법 분야에서는 1960년대에 노르웨이의 F.M Kaltenborn이 매뉴얼 테라피(manual therapy) 치료법을 발표, 북구 의사협회에서는 「Kaltenborn의 방법에 의한 manual therapy」로 수기를 도입하였고, 미국 정형외과의인 J. McM. Mennell은 매니플레이션(manipulation)의 효과를 인정받기 위해 X선 사진 상의 변화를 다룬 「joint pain」을 발표한 것 등을 들 수 있다.

관절모빌리제이션은 「관절을 맨 손을 이용하여 타동적으로 움직이는 치료 수기」나 「손에 의한 검사 또는 치료」 등으로 정의되어 있으며, 따라서 「맨 손을 사용하여 타동적으로 수행하는 관절검사 및 치료법」이라고 말할 수 있다. 현재 관절모빌리제이션에 관한 수기법들은 정골요법과 카이로프랙틱 등으로부터 많은 영향을 받았다고 알려져 있다.

관절기능장애란

관절기능장애[여기에서는 관절운동(joint play)이 소실 또는 감소된 것을 말한다. 관절운동이란 관절 주위의 근육 등을 완전히 이완시켜, 그 관절이 느슨해진 상태에서 수동적으로 관절면을 움직임에 따라 관찰할 수 있는 관절의 작은 움직임을 말한다]는 수의근으로 움직일 수 없는 운동, 즉 관절운동의 뒤틀림에 의해 일어나는 것을 특징으로 한 개의 관절기능장애에 의해 근골격계에 장애가 일어나는 것으로서, 이에 따라 다른 부위의 정상적인 관절운동에도 악영향을 끼치는 경우가 있다.

이 관절기능장애의 운동검사는 관절들을 움직여서 판단하는 것으로 임상 경험이 필요하다.

좌우 양쪽 관절이 동시에 장애가 생기는 경우는 드물기 때문에 기능장애를 일으키고 있는 관절의 반대쪽, 같은 관절의 운동을 관찰 · 비교해 관절기능장애 운동검사를 시행한다.

관절기능장애에 의한 관절운동의 소실 또는 감소에 의해 일어나는 관절의 구축, 관절통 등을 치료하기 위한 방법 중 하나가 관절모빌리제이션이며, 이를 통해 정상적인 수의근의 운동이 회복된다.

관절모빌리제이션은 관절이 정상적으로 운동할 수 있게 치료하고 관절의 움직임을 수월하게 만드는 것으로 운동에 따른 관절 통증이 없도록 회복시켜, 관절이나 관절 주위 연부조직의 유연성을 유지시킨다. 이에 따라 적정한 자세를 유지할 수 있게 된다.

또한, 관절모빌리제이션의 수기조작을 통해 일부 조직 뿐 아니라 관절낭, 근육, 건, 인대를 포함하는 주변의 연부조직에 광범위하게 영향을 미치게 된다.

관절운동은 수의적으로 행해지는 근육에 의한 관절의 운동과는 달리 불수의적으로 행해지는 운동이며, 그 범위도 좁다. 관절운동검사에서는 통증이 일어나지 않도록 수동적 운동으로 시행하며, 관절운동이 어떠한 상태에 있는가를 확인한다. 이 관절운동이 정상일 때, 순조롭고 통증 없는 운동이 가능해진다. 관절운동은 수의운동인 근육에 의한 운동과 불수의운동인 관절운동이 함께 일어남으로써 통증 없는 정상적인 움직임이 일어난다.

모든 관절에서의 정상적인 수의운동은 통증 없이 전 가동영역에서 순조롭게 시행되어야 한다. 어떠한 원인에 의해 관절을 움직일 수 없을 경우, 그 관절을 움직이는 근육도 당연히 정상적으로 움직일 수 없다.

이렇게 관절과 근육 사이에는 밀접한 관계가 있으며, 근육이 정상적으로 움직이기 위해서는 정상적인 관절운동이 필요하고, 반대로 관절이 정상적으로 움직이기 위해서는 정상적인 근육운동이 필요해진다. 개별 운동이 정상적으로 행해지지 않게 되면 각각의 상태는 악화되기 때문에 근육과 관절 사이에 악순환이 생긴다. 이 악순환의 원인 중 하나가 관절운동의 변형이며, 이 변형이 교정되면 그 변형에 의해 일어난 2차적인 이상도 자연적으로 치료되는 것이다.

관절면은 관절낭으로 덮여있으며, 그 관절강 안에는 활막에서 분비된 투명한 점조성 활액이 순환하고 있고, 운동 시 관절면의 마찰을 감소시켜 관절의 움직임을 매끄럽게 해 준다. 관절강 내에는 혈관이 없기 때문에 관절운동의 소실 또는 감소에 의해 가동성이 제한되고 있는 관절에서는 관절강 내에서 활액의 순환이 감소되며, 연골 등에 충분한 영양이 공급되지 못하게 된다. 관절모빌리제이션에 의해 관절운동이 정상화되면, 관절 내 활액 순환이 증가되어 관절면의 움직임이 원활해지며, 영양 등이 고루 공급될 것이라 생각된다.

관절기능장애에 따른 관절통과 그 외의 관절통

관절기능장애는 정상적인 관절운동의 소실, 감소와 동시에 그에 수반되는 관절통이 생기는 것이다.

그러나 수의근의 어떠한 장애에 의해 수의운동에 통증이 수반되거나 운동장애가 생기는 것은 관절기능장애라 하지 않는다. 관절기능장애에 의한 관절통과 다른 관절통과의 원인 및 증상의 차이는 다음과 같다.

관절기능장애에 따른 관절통

· 관절운동 시에만 민감한 통증이 발생한다.
· 보통 특정방향으로 운동 시 나타난다.
· 운동 시 이외에는 소실 또는 감소한다.
· 관절의 경직은 없다.

급성 장애

· 운동 시 이외에도 통증이 있으며, 증가하는 경우도 있다.
· 통증 때문에 관절을 움직일 수 없는 경우도 있다.
· 염증, 종창이 있는 경우가 많다.

야간 통증

· 악성 신생물 등이 원인일 가능성이 있다. 주의가 필요하다.

따라서 관절통의 원인이 관절기능장애에 의한 것이라고 생각되는 경우는 의식하지 못한 동작에 의해 갑자기 통증이 생기며 종창이나 염증은 없다. 혹은 어떠한 원인 때문에 연부조직에 작은 손상이 생겨 종창과 염증이 발생했다가, 이후 종창과 염증이 사라진 후 관절기능장애만 남는 경우이다.

2 직접법

관절운동검사는 우선 환자를 안정위 자세(constructive rest position)로 취하게 하고, 환자의 관절을 느슨한 상태로 만든다. 이것은 관절낭, 인대 등의 연부조직이 가장 이완되어 있는 상태로 운동검사를 시행하기 쉬운 위치이다.

환자의 안정위란 관절기능장애를 일으키는 관절을 환자가 가장 편한 상태로 자연스럽게 두는 자세이다.

관절운동범위에서 관절조직을 움직일 때 검사자는 관절낭, 인대 등의 연부조직을 신장시켜 가며 관절운동을 확장해간다.

관절모빌리제이션의 수기조작에는 동요법, 지속적 신장법이 있는데 어떤 수기를 선택하여 사용할 지는 환자의 관절 상태에 따라 정한다.

동요법은 동요적으로 관절을 움직이며, 연부조직을 조금씩 신장시켜 관절운동을 추가하는 방식인데 운동동작과 운동범위를 확인하면서 조작한다. 지속적 신장법은 관절운동이 없고, 관절의 가동성이 크게 감소하고 있는 경우에 연부조직을 수 초에서 수십 초간 지속적으로 신장하도록 조작하는 방식이다. 대부분의 경우 동요법을 적용한다.

운동검사 시에는 관절방향에 따라 각각 어떤 관절운동이 소실 및 감소되는지, 그에 수반되는 통증의 유무 등을 충분히 확인하도록 한다. 관절운동은 반대쪽의 같은 관절이 정상이라는 전제 하에 관절운동을 비교하여 가동성을 결정하고 있지만, 만약 환자의 좌우 해당 관절이 양쪽 다 정상이 아닐 경우에 검사자는 다른 환자의 관절과 비교하거나 또는 임상 등의 경험으로 유추하여 판단한다.

관절운동은 좌우, 전후, 회선 및 신장을 통한 견인 등의 방식으로 조작함으로써 평가하는데, 이 운동검사가 치료로 이어진다.

3 간접법

관절모빌리제이션에 간접법 개념을 추가하는 치료사는 그렇게 많지 않다. 근래 고령화 사회가 진행됨에 따라 골다공증 환자가 증가하고 있는데, 골다공증 환자에게 강한 자극을 주는 치료법을 시행하는 것이 적절치 못하기에 피부에 접촉하여 약한 자극으로 시행하는 치료법(피부에 접촉하여 치료하는 방법을 임시로 이렇게 명칭한다)이 필요해졌다. 관절모빌리제이션의 간접법은 피부접촉 치료이다.

피부접촉 치료는 피부에 자극을 주는 치료법이기 때문에 가볍게 시행한다. 강한 자극을 주면 피부 자극이 아닌 근육 등의 심부연부조직에 자극을 주게 되며, 피부접촉 치료의 특징적인 반응은 별로 나오지 않고, 효과도 적다.

이러한 피부접촉 치료에 해당된다고 생각되는 치료법에는 통증유발점(trigger point)과 근육근막 치료, 촉압각 자극법, 관절모빌리제이션의 간접법 등이 있다. 침술 분야에서도 피내침(원피침, 입침 등을 포함)에 의한 치료법은 피부접촉 치료와 같은 기전에 의해 치료 효과가 있는 것이 아닐까 생각한다.

각각의 이론, 자극 방법(조작 시의 강도, 조작 시간) 등의 차이를 아래에 기술한다.

통증유발점(trigger point)과 근육근막 치료

(1) 통증유발점(trigger point)과 근육근막 치료에서는 손상에 의한 통증유발점의 발생, 병태생리학의 가설을 들어 진단의 중요성을 강조하고 있다. 근방추 가설(근방추의 이상에 의해 생긴다), 반흔 조직 가설(손상 후의 반흔 섬유성 조직에 의해 발생한다), 에너지 위기 가설(근육에 과도하게 행해진 신전, 단축 및 부하 등이 지속되었을 때 신경근의 미세한 손상으로부터 생긴다), 신경근장애 가설(추간판의 협소 등에 의해 신경근이 압박되어 생기는 방추 주근의 경련에 의해 발생한다), 폴리모달(polymodal) 가설[신체 중의 조직에 자유신경종말로 존재하는 폴리모달 수용기에 의해 감작(sensitization)된 부위] 등을 들 수 있다.

통증유발점 치료 원리의 하나로 다음에 서술하는 촉압각 자극법의 메르켈 촉반-α 운동뉴런의 이론도 추정할 수 있다.

(2) 통증유발점과 근육근막 치료에서는 통증유발점 치료와 근육근막 스트레칭을 상호 간에 반복하는 것이 가장 효과적인 치료법으로 여겨지고 있다. 통증유발점 치료의 수기조작 강도는 100~800g으로 30초~2분간 조작하며, 그 후에 근육근막 스트레칭으로 단축된 근섬유를 늘린다. 이러한 수동적 스트레칭은 30초 이상 계속하는 것이 좋다.

촉압각 자극법

(1) 촉압각 자극법에서는 치료 원리로 외수용기인 피부 수용기 자극이 운동뉴런을 제어한다고 제시하고 있다. 피부 수용기는 주로 체외로부터 체표에 가해지는 자극에 의해 흥분하는데, 촉압각 자극법은 피부의 지순응성 수용기를 통해 시행된다. 지순응성 수용기의 기능적 특징은 정적 촉각, 압각과 관련된 정보를 전달할 수 있으며, 자극이 가해진 시간 중 충격을 발사한다고 알려져 있다. 정적 촉각 정보를 감지하는 기능은 피부의 무모부(chorion laeve)와 유모부(chorion frondosum) 양측에 위치하는 것으로 알려진 메르켈 촉반에 유래한다고 추정된다. 이 메르켈 촉반을 자극하면 피부 구심계 하위 운동 중추를 끼고 상행하며, 아래 올리브핵 또는 소뇌의 치상핵을 경유하여 뇌간망상체를 끼고 적핵망상체 척수로를 하행하여 α 운동뉴런이 제어된다고 알려져 있다. 이에 따라 근육 긴장도 제어된다고 한다.

(2) 촉압각 자극법의 수용기에 대한 자극은 뼈 부분이 피부 바로 아래 90g 전후, 지방과 근육층이 두터운 부분은 500g 전후의 누르는 압력(stamping)으로 시행한다. 경직이 확인되는 근육 위 피부 긴장이 있는 부위의 촉압각 자극점을 5~70초 자극하여 시행한다.

관절모빌리제이션의 간접법

(1) 관절모빌리제이션의 간접법에서는 앞의 I. 모빌리제이션(p. 2) 항목에서 서술한 것과 같이 관절낭 및 관절낭 내 관절 사이의 뒤틀림으로 발생한 관절기능장애를 교정하기 위하여 수기조작을 시행한다.

관절모빌리제이션 간접법의 치료 원리는 촉압각 자극법이라고 불리는 메르켈 골반-α 운동뉴런 이론으로 일부 설명이 가능하다. 외계로부터의 피부자극이 뒤틀림 교정기능에 작용한다는 점이 간접법 작용의 기전 중 하나라고 할 수 있다.

(2) 간접법 검사는 직접법과 같은 방식으로 시행되지만 힘을 가하는 정도는 직접법보다 약하다. 수기조작은 운동이 크게 일어나는 방향으로 200g~300g 전후로 누르듯이 조작한다. 척추에서도 운동이 크게 일어나는 방향으로 조작하지만, 척추의 경우는 운동이 없는 방향에서 경결, 압통이 있는 것을 확인하고 해당 부위에 200g~300g 전후의 수직압을 가하는 방법도 가능하다(압압법, stamping). 피부접촉 시간은 1분~2분 전후이다. 관절모빌리제이션의 간접법에는 신경반사에 의한 조작만이 아니라 연부조직을 자극하는 방법도 있다. 연부조직에 가하는 자극은 300g 이상의 압력으로 시행한다.

통증유발점과 근육근막 치료, 촉압각 자극법, 관절모빌리제이션 간접법의 조작강도는 각각 100~800g, 90~500g, 200~300g 전후이며, 조작시간은 각각 30초~2분간, 5~70초, 1분~2분 전후로 조작방법은 비슷하다. 이를 통해 피부접촉 치료는 강한 자극보다 약한 자극으로 이루어지며 일정한 조작시간이 필요하다는 것을 알 수 있다.

피내침법

피내침법에서 사용되는 침(피내침)은 굵기 약 0.12~0.16mm, 길이 약 3~8mm의 가늘고 짧은 침이다. 사용방법은 핀셋으로 집어 침을 피내에 2~3mm 정도 삽입하여 테이프로 고정한다. 이렇게 하면 긴 시간 자극을 줄 수 있다.

피내침은 주로 압통점(壓痛点, tender point)에 자입(刺入, implantation)하는데 압통점이 있는 부분을 주변과 비교하고, 확인하면서 자극이 가장 강한 부분을 찾아간다. 침을 압통점 중심부의 진피에 2~3mm 정도 자입한다. 이때, 침이 피하까지 가지 않도록 주의한다. 그렇지 않으면 피내침의 효과가 없고 반대로 통증을 느끼게 되는 경우도 있다.

이렇게 근육 및 그 주변에 진피보다 깊게 자입하게 되면 피부 수용기가 움직이기 힘들어져 효과가 없고 압통점이 있는 피부에 얕게 자입했을 경우에라야 피부 수용기가 자극되어 촉압각 자극법이라고 불리는 메르켈 촉반-α 운동뉴런의 이론에 따른 치료 효과가 생긴다고 추정된다.

4 주의 사항

치료상의 주의점은 직접법, 간접법과도 연관성이 있다.

관절운동을 이끌어내는 수기조작을 이용할 때는 다음과 같은 점을 지키도록 유념한다.

(1) 검사자, 환자 모두 긴장을 푼다. 검사자는 검사, 조작이 행해지는 관절을 완전히 고정한다. 고정, 운동검사, 조작 중에는 통증이 일어나지 않도록 한다.

(2) 관절모빌리제이션의 운동검사, 조작은 가능한 검사자의 몸 중심으로부터 가까운 부분에 시행한다.

(3) 관절검사, 조작은 가능한 한 시행한다.

(4) 1회 검사에서 연속하여 많은 관절을 검사하지 않도록 하며, 한 관절씩 검사한다(예외도 있다).

(5) 각 관절에서 1회에 시행하는 검사당 한 방향만을 검사하도록 한다. 연속하여 검사하는 경우에는 반드시 원래 위치로 되돌린 다음에 시행한다(예외도 있다).

(6) 검사, 조작을 시행하는 경우는 관절을 구성하고 있는 두 개의 관절면 중 한 개의 관절면을 반드시 고정한다.

(7) 비정상 관절의 운동범위 검사는 반대쪽 정상 관절의 운동범위와 비교하여 확인한다.

(8) 검사, 조작은 거칠게 시행하지 않는다.

(9) 통증을 느끼면 즉시 그 시점의 검사, 조작은 중지한다.

(10) 관절 또는 뼈에 염증이나 질병 등의 징후가 있는 경우 검사, 조작은 시행하지 않는다.

장축방향 검사법의 경우에는 관절의 정상적인 장축 견인에 의해 연부조직을 이완시킨 후, 운동검사를 시행한다.

좌우, 전후, 회선의 움직임 또는 장축 견인에 따른 관절운동검사에서는 통증이 있는지 없는지가 중요한 정보 중 하나이다. 가동성이 적고 통증을 수반하는 경우는 근긴장이나 염증이 있다는 것을 시사하고 있으며, 급성 연부조직 손상을 의심할 수 있다. 이러한 경우 가동범위가 감소 성향을 보이는 것은 근긴장에 의한 것이라고 생각할 수 있다. 이러한 때에는 주의 깊게 판단하여 관절모빌리제이션을 금하도록 한다.

통증을 수반하지 않으면서도 가동성이 적은 경우는 구축에 의한 관절기능장애인 경우가 많다. 이러한 경우는 관절모빌리제이션을 적용한다.

가동성이 정상임에도 불구하고 운동 시에 통증이 발생하는 것은 관절기능장애가 아니라 경미한 연부조직 손상에 의한 경우일 가능성이 있다.

관절모빌리제이션은 가동성이 없는 것 또는 적은 것에 대해 시행하는 것이기 때문에 가동성이 정상인 경우는 적용하지 않는다.

가동성이 정상보다 크며 통증이 있는 경우는 관절낭, 인대 등 연부조직의 손상이 의심되며, 마찬가지로 가동성이 크며 통증이 없는 경우에는 연부조직의 장기적인 손상인 것으로 생각할 수 있다. 어느 쪽도 관절모빌리제이션을 적용하지 않는다.

본서의 서술 방법

관절별로 직접법과 간접법을 함께 기술해 간다. 직접법 다음에 간접법 순서로 기술하였다.

또한 직접법과 간접법의 검사방법은 힘을 사용하는 정도가 다르지만 똑같이 시행하는 검사법도 많으며, 그 검사법에 따른 사진은 같기 때문에 간접법 사진은 생략하기로 하였다. 직접법의 사진 및 검사법을 참고하길 바란다. 간접법만 있는 검사법 및 간접법의 조작법은 사진을 게재하였다.

PART

II

직접법과 간접법

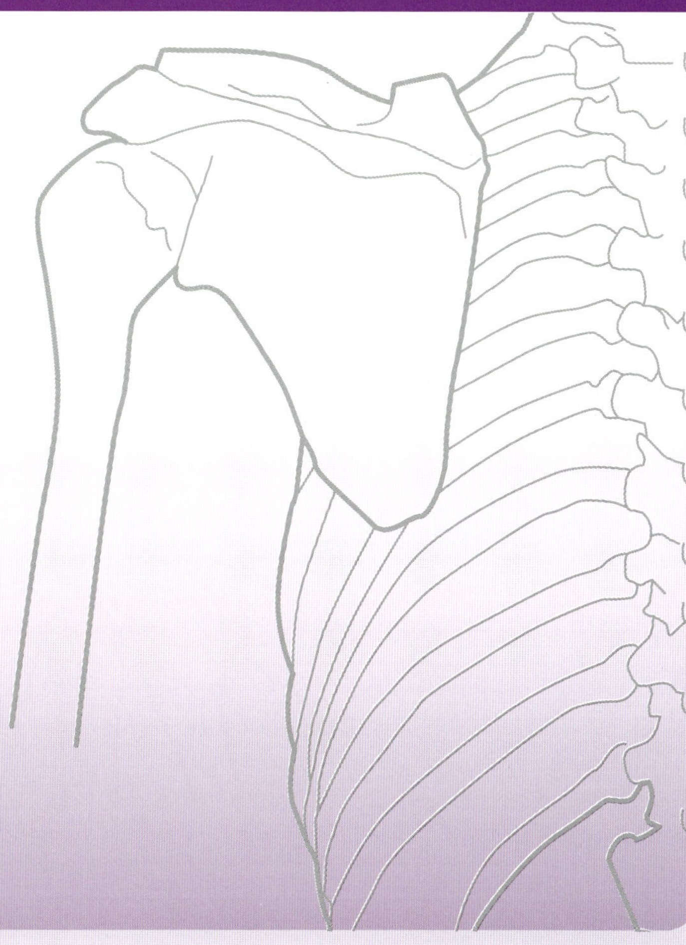

1 상지관절의 움직임

(1) 수관절, 수부의 움직임

수관절에는 외전, 내전, 굴곡, 신전의 운동이 있다. 외전의 가동범위는 15~25°, 내전의 가동범위는 45~55°, 굴곡과 신전의 가동범위는 모두 85° 정도이지만, 수동운동에 의한 가동범위는 굴곡과 신전 모두 다 90°를 넘는다.

수관절은 관절 복합체이며, 요골하단과 수근골 근위 사이의 요골수근관절(radiocarpal joint), 수근골 근위와 원위 사이의 수근중앙관절(mediocarpal joint)로 구성된다**(그림 1 수관절의 관절)**.

요골수근관절과 수근중앙관절 굴곡 시에는 요골수근관절이 약 50°, 수근중앙관절이 약 35°로 굴곡되며 요골수근관절 쪽 움직임이 더 크다. 신전인 경우는 요골수근관절이 35° 정도, 수근중앙관절이 약 50°로 움직임의 크기는 반대가 된다.

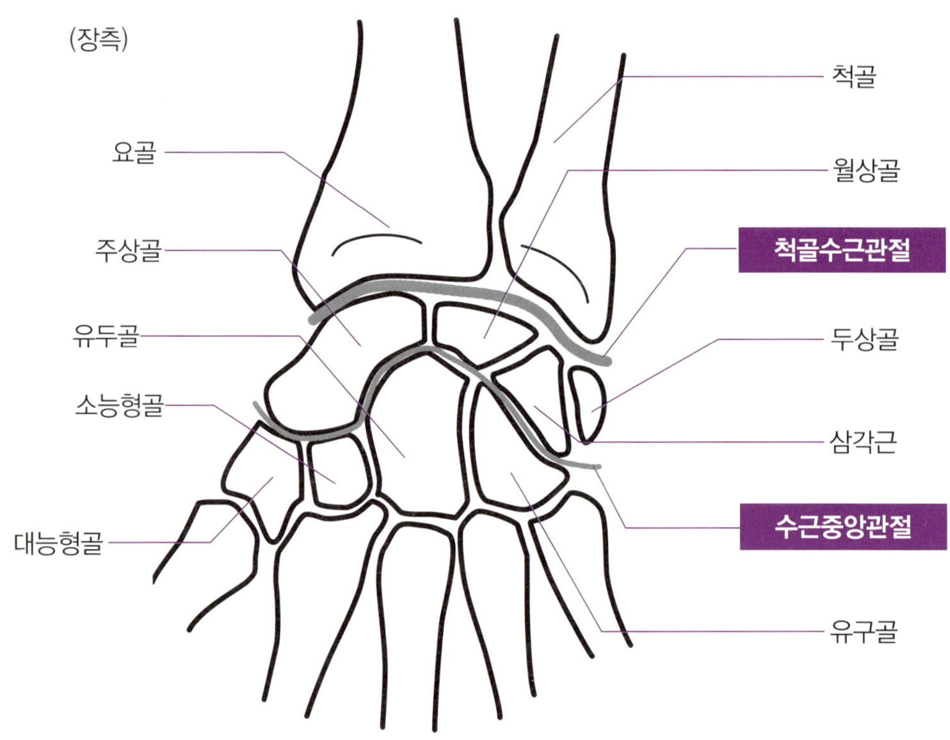

그림 1 수관절의 관절

수근골의 외전, 내전 시의 움직임 중 외전 시에는 근위의 수근골이 근위 내측으로 움직이며 대능형골(trapezium), 소능형골(trapezoid bone)은 근위로 이동하여 요골(radius)에 접근한다. 유두골(capitate bone)은 원위 방향으로 내려간다. 이때, 주상골은 요골경상돌기(radial styloid process)에 충돌하여 움직임을 멈추기 때문에 내전보다 가동범위가 작다[**그림 2-1 수관절의 외전(오른손 장측)**].

근위의 수관절은 원위 외측으로 움직이며 월상골(lunate bone)은 요골하단의 하방(inferior)으로 이동하고, 대능형골과 소능형골이 원위 방향으로 움직이며, 그 공간에 주상골(navicular bone)이 들어간다. 유두골은 근위 방향으로 움직이며, 삼각골(triquetrum)은 척골두(ulnar head)에 충돌하듯이 근위로 이동한다[**그림 2-2 수관절의 내전(오른손 장측)**].

수관절의 근육군은 단일 작용을 시행하지 않기 때문에 한 방향으로의 운동을 시행하기 위해서는 두 개 이상의 근육군이 움직여 필요하지 않은 운동을 억제하면서 움직인다. 굴곡에는 척측수근굴근(flexor carpi ulnaris muscle), 요측수근굴근(flexor carpi ulnaris muscle), 장장근(palmaris longus muscle)이 작용하고 신전에는 척측수근신근(extensor carpi ulnaris muscle), 장 · 단요측수근굴근(flexor carpi radialis longus · brevis muscle)이 작용한다. 내전에는 척측수근굴근, 척측수근신근이 작용하고 외전에는 요측수근굴근, 장 · 단요측수근신근이 작용한다(**그림 3 수관절의 근육군**).

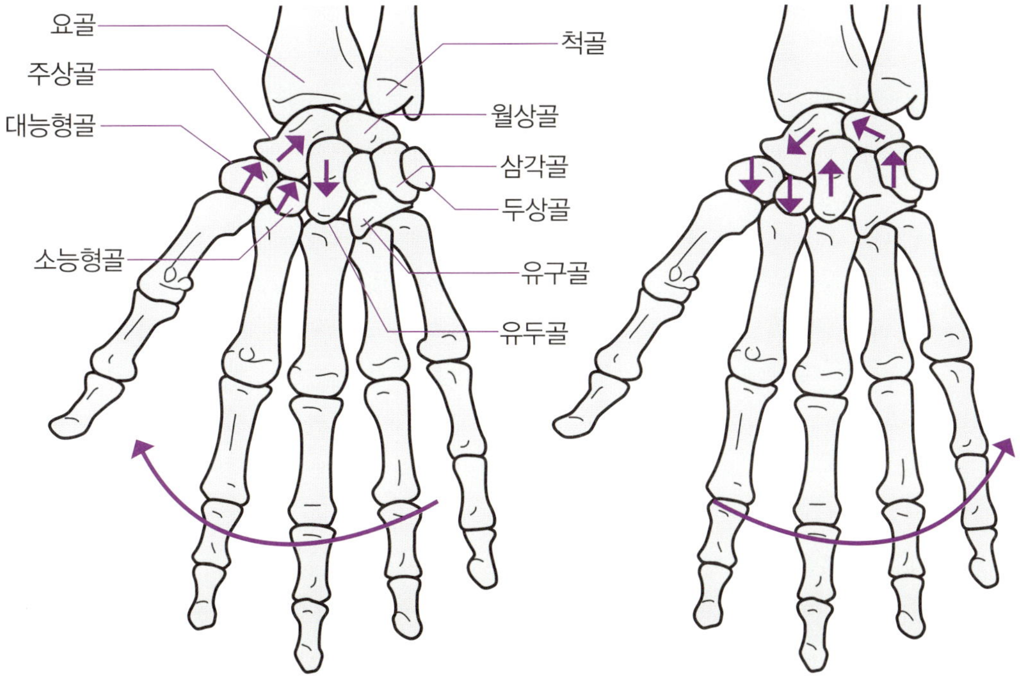

그림 2-1 수관절의 외전(오른손 장측)　　그림 2-2 수관절의 내전(오른손 장측)

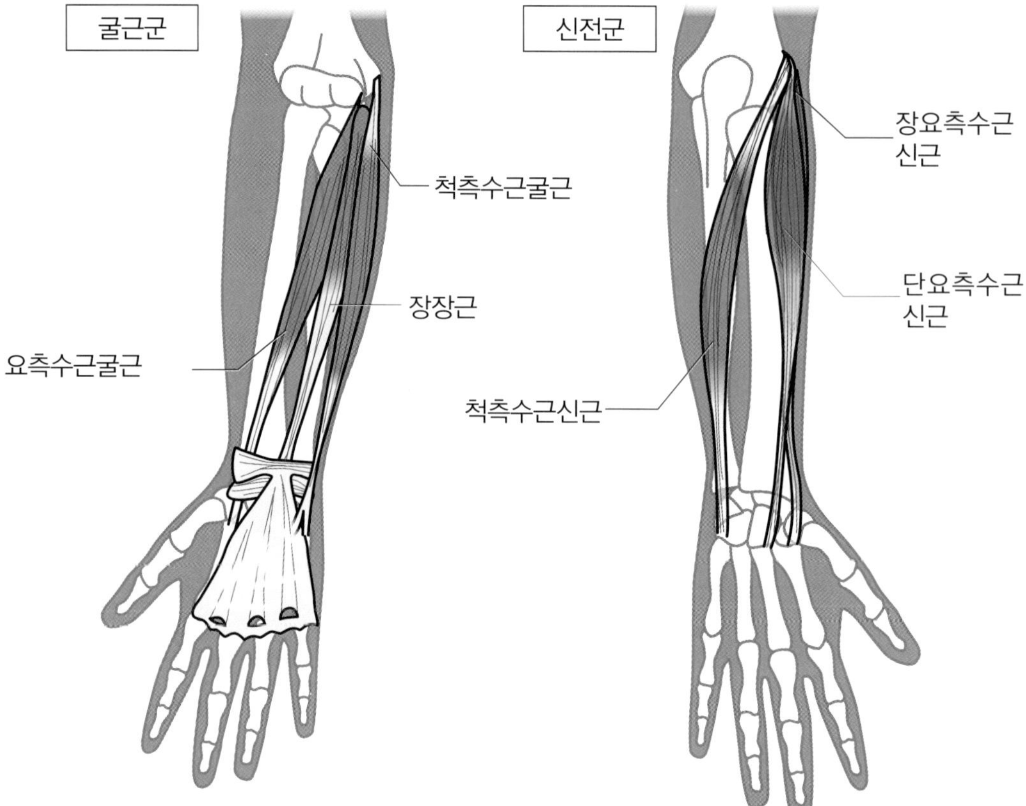

그림 3 수관절의 근육군

수관절을 신전하면 손가락은 자동적으로 굴곡된다. 이것은 수관절의 신근군이 손가락의 굴근군과 협동적으로 작용하고 있기 때문이다. 또한, 수관절을 굴곡하면 손가락은 자동적으로 신전한다. 이것도 신근군과 마찬가지로 수관절의 굴근군은 손가락의 신근군과 협동적으로 작용하기 때문이다. 손을 사용하기 수월한 수관절의 기능적인 위치는 수관절을 40~45° 경도 신전, 15° 경도 척굴 상태이며 손으로 물건을 집기 가장 좋은 위치가 된다.

손에는 물건을 집는 기본적인 기능이 있으며, 이 동작은 엄지손가락과 다른 손가락이 마주해서 닿는 대립운동에 의해 이루어진다. 그렇기 때문에 손은 서로 다른 세 개의 수궁(궁형)에 의해 움직임이 형성된다. 종방향의 궁형, 횡방향의 궁형, 비스듬한 방향의 궁형이 있다. 종방향의 궁형은 수근골(carpal bone)이 패인 부분에 상응하는 월상골, 유두골 및 제3중수골(3rd metacarpal bone)을 중심으로 형성된 궁형이다. 횡방향의 궁형은 중수골두와 지골(phalanges)이 옆으로 나란하게 배열되어, 제2~5중수지절관절(2nd~5th metacarpophalangeal joint)에 형성된 궁형으로, 이를 따라 횡방향의 궁형이 형성된다. 비스듬한 방향의 궁형은 엄지손가락과 다른 손가락들의 대립 시에 형성되는 궁형(●와 ★를 표시하는 운동)이다. 물건을 집기 위해 가장 중요한 궁형이며, 가장 가까운 것으로는 엄지손가락과 제2지에 의한 대립 위치, 가장

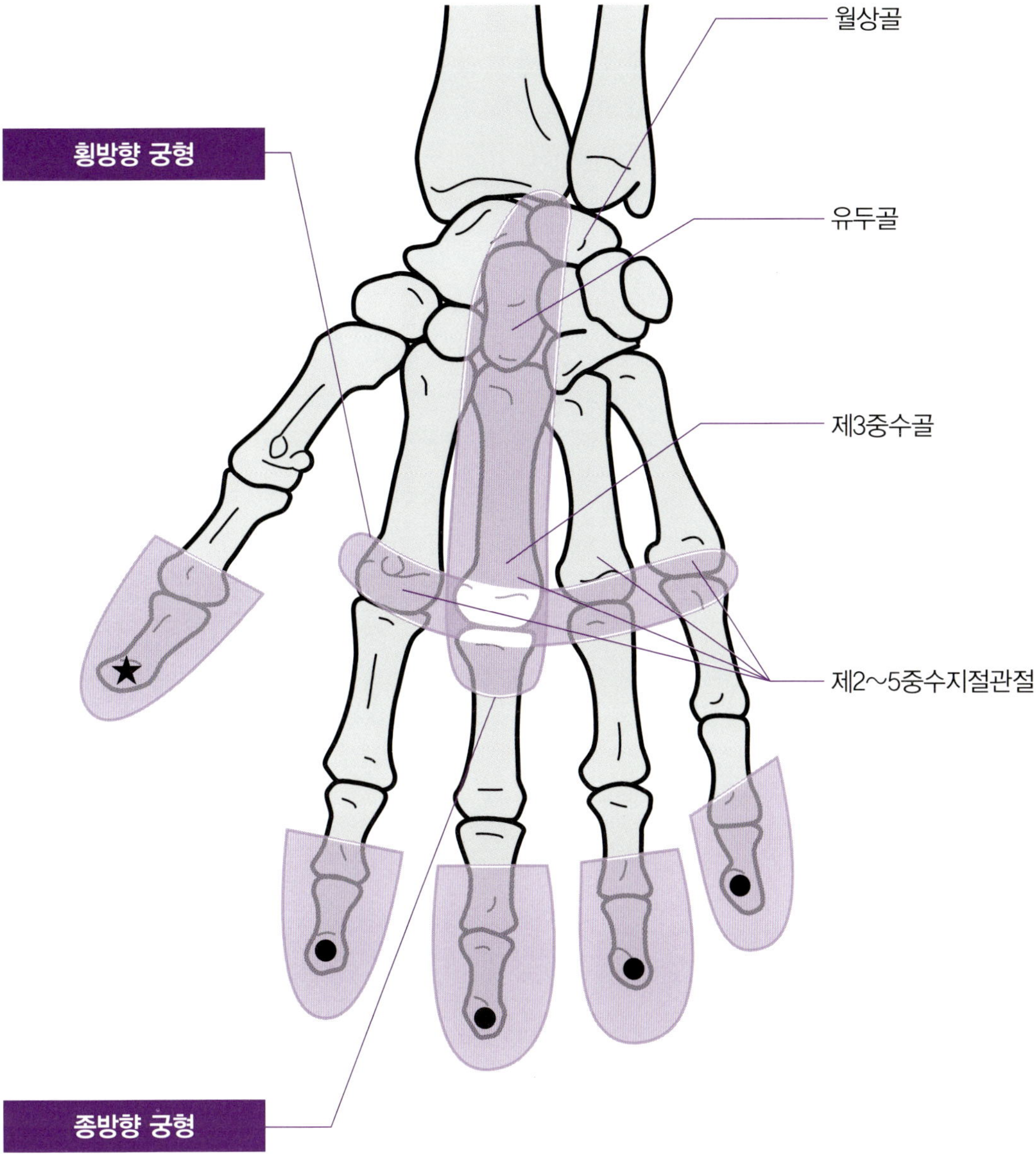

그림 4 손의 세 가지 궁형

먼 것은 엄지손가락과 제5지의 대립 위치이다(**그림 4 손의 세 가지 궁형**).

수근골의 수장측에는 수근구(carpal groove)라는 구가 있다. 수근구의 양 끝단에 굴근지대가 부착되어 수근관(carpal canal)이라는 터널을 형성한다. 수근관의 외측은 주상골, 대능형골, 소능형골, 제1중수골에 중간은 월상골, 유두골, 제3중수골에 그리고 내측은 제4, 제5중수골, 삼각골, 두상골(pisiform bone) 및 유구골(hamate bone)에 의해 구성되어 있다. 이 수근관 안을 전완에서 시작되는 굴근건 및 정중신경(median nerve)이 통과하여 손으로 들어간다.

엄지손가락 이외의 중수지절관절의 관절 가동범위는 굴곡이 약 90°, 제2지의 가동범위는 90°가 안 되지만 제3, 제4, 제5지로 갈수록 증가한다. 능동운동에 의한 신전은 30~45°, 수동운동에 의한 신전은 인대가 느슨할 때 90°가 되는 경우도 있다. 내전, 외전은 제3지를 중심으로 제2, 제4지는 약 45°, 제5지는 50° 정도 외전한다.

엄지손가락 이외의 모든 손가락 중에서 제2지는 내전, 외전의 운동범위가 약 30°이며, 내전, 외전, 신전, 굴곡의 기본운동에 의해 회전운동을 시행할 수 있다.

근위지절간관절(proximal interphalangeal joint)의 굴곡 가동범위는 90°보다 크기 때문에 굴곡위는 예각이며, 굴곡의 가동범위는 제2지에서 제5지를 향하여 점차 증가하여, 제5지에서는 거의 135°가 된다. 원위지절간관절(distal interphalangeal joint)의 굴곡 가동범위는 90°보다 조금 적고, 굴곡위는 둔각이다. 근위지절간관절과 마찬가지로 굴곡의 가동범위는 제2지에서 제5지로 향하면서 점차 증가하며, 제5지에서는 거의 90°가 된다. 지절간관절의 능동운동에 의한 신전 가동범위는 근위지절간관절에서는 거의 없다. 원위지절간관절에서도 거의 없으며, 있어도 5° 정도이다. 수동운동에 의한 신전은 근위지절간관절에서는 거의 없지만, 원위지절간관절에서는 30° 정도 된다. 엄지손가락 외 4지의 중수지절관절, 근위지절간관절을 굴곡하여 원위지절간관절을 신전해서 손가락 축의 방향을 연장해 가면 요골동맥 박동부의 한 지점으로 향한다(**사진 1**). 제2지 이외의 제3지에서 제5지는 바로 굴절하지 않고, 약간 비스듬하게 되는 상태에서 그것이 조금씩 증가해 가고 있기 때문에 비스듬한 방향의 굴곡에 의해 엄지손가락과의

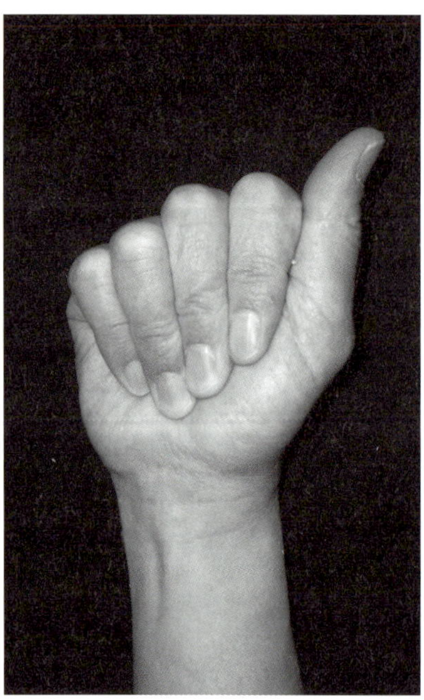

사진 1 손가락의 연장이 요골동맥에 집중

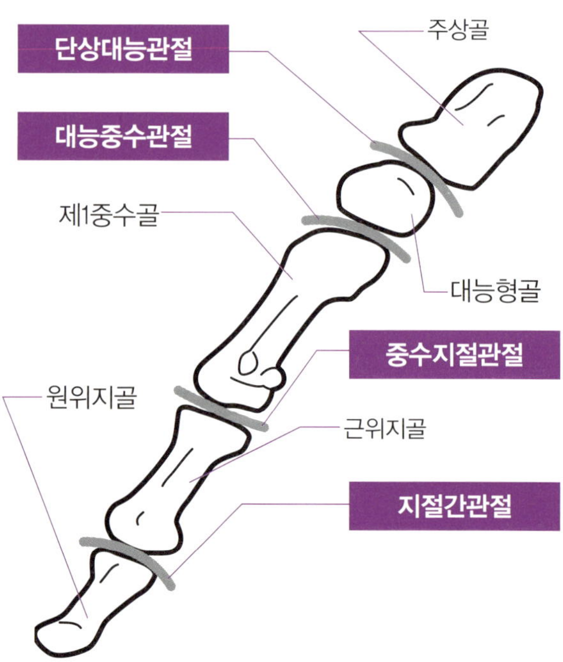

그림 5 엄지손가락 다섯 개의 뼈

대립운동이 시행하기 쉬운 위치로 되어 있다.

다른 네 손가락을 이용해 물건을 잡고 움켜쥐는 등 다양한 활동을 하는 손에서 엄지손가락은 특수한 기능을 담당하고 있다. 엄지손가락은 다른 네 손가락보다 앞쪽에 위치하여 다른 네 손가락에 비해 따로따로 움직이거나, 같이 움직이는 대립운동, 반대립운동을 가능하게 한다. 이러한 점은 다섯개의 손가락 뼈가 엄지손가락에 평행하게 배열되어 있다는 점에서도 알 수 있다. 다섯 개의 뼈는 주상골, 대능형골, 제2중수골, 근위지골(proximal phalanges), 원위지골(distal phalanges)이며, 이 뼈들로부터 단상대능관절, 대능중수관절, 중수지절관절, 지절간관

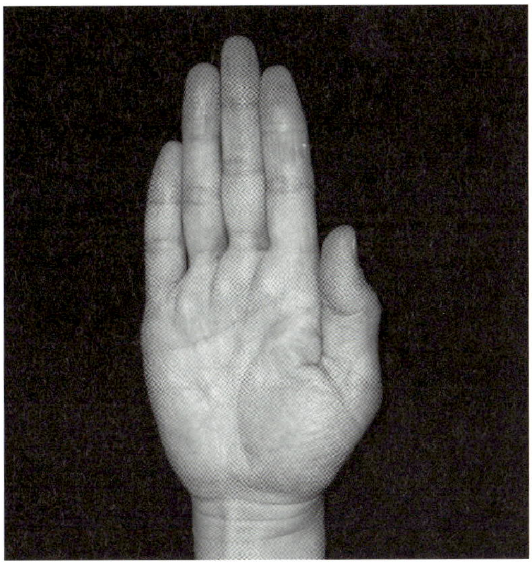

사진 2 기본위치

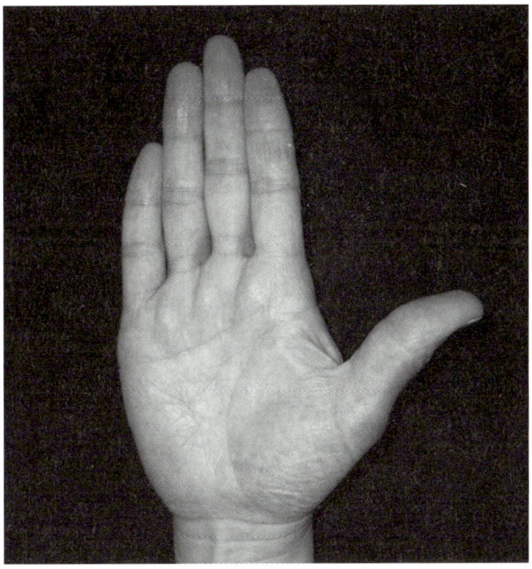

사진 3 요측외전

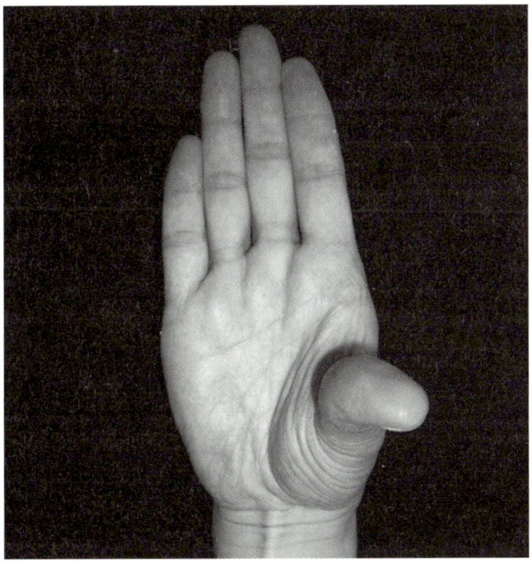

사진 4 장측외전

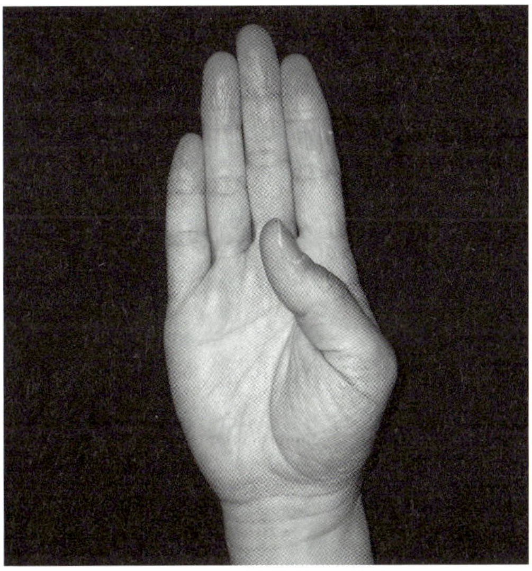

사진 5 척측내전에서의 굴곡

절의 네 개의 관절이 형성되어 있다(**그림 5 엄지손가락의 다섯 개의 뼈**). 이 뼈들이 이루는 관절에 의해 엄지손가락과 다른 손가락의 대립 운동이 가능해진다.

대능중수관절의 가동범위(**사진 2**)에서 요측외전 운동방향은 수장면상의 운동으로 0~60°(**사진 3**), 척측내전의 운동방향은 수장면상에서 외전으로부터 돌아오는 운동으로 0°, 장측외전 운동방향은 수장면에 직각이 되는 운동으로 0~90°(**사진 4**), 장측내전의 운동방향은 수장면에 직각에서 돌아오는 운동으로 0°, 척측내전에서의 굴곡은 척측내전에서 척측굴곡되며, 엄지손가락은 제2지를 넘어 손바닥 면에서 외측으로 20~25°(**사진 5**) 운동한다. 이러한 운동들이 연속하여 생기는 운동을 회전운동이라고 한다.

제1중수지절관절의 능동운동에 의한 굴곡은 60~70°가 되며, 수동운동에 의한 굴곡은 80~90°이다.

손바닥 및 손가락으로 원통형 물건을 잡을 때, 중수지절관절이 외측 종자골근(단무지굴근, 단무지외전근의 건)의 움직임에 의해 20°의 회내가 일어난다. 이에 따라 안정적으로 잡을 수 있다. 엄지손가락 근위지골에 의한 회내는 제1중수골의 장측외전, 척측굴곡에 의해 같이 일어난 것이다. 엄지손가락 근위지골의 회내는 물건을 안정적으로 잡아 쥐기 위한 고정에 필요한 것이며, 잡아 쥔 원통이 가늘수록 회내가 증가하여 엄지손가락이 제2지의 일부를 눌러 고정하기가 쉬워진다.

엄지손가락의 지절간관절의 굴곡 가동범위는 능동운동에 의해 75~80°, 수동운동에 의해 약 90°, 신전의 가동범위는 능동운동에 의해 5~10°이지만, 수동운동에 의한 것은 과신전이 30°가 되는 경우도 있다. 물건을 집는 동작에서는 굴곡 시에 엄지손가락 원위지골이 5~10° 회내(내선)한다. 지절간관절에서의 이 회내(내선)는 엄지손가락의 대립운동에 필요한 것이다.

무지내전근은 무지두를 제2지 근위지골의 요측에 접촉시키듯이 움직인다. 무지대립근은 대능형골에 대해 제1중수골을 장측외전, 척측굴곡시키고, 단무지굴근은 제1중수지절관절을 굴곡한다. 이 근육군은 무지두를 제2~5지에 접근시키듯이 움직여 엄지손가락 대립운동을 시행한다.

엄지손가락(무지)의 대립은 세 개의 성분으로 구성된다. 엄지손가락의 대립운동은 장측외전, 척측굴곡, 회내(내선) 시 시행되는 복합적인 운동이다. 장측외전은 대능중수관절에서 시행되어 엄지손가락을 수장면에 직각으로 움직이는 것이다. 척측굴곡은 엄지손가락을 내측으로 움직여 엄지손가락이 제2지를 넘어 손바닥면에서 척측으로 가는 운동으로 대능중수관절, 중수지절관절이 함께 움직이는 굴곡운동이다. 회내(내선)는 무지두와 다른 손가락을 완전히 접촉시키기 때문에 그때 축의 회선 정도에 맞춰서 근위지골과 원위지골을 회내(내선)시킨다. 이에 따라서 엄지손가락 대립운동이 시행된다.

(2) 주관절의 움직임

주관절은 상완골과 요골, 상완골과 척골 및 요골과 척골근위단(proximal end of ulna)의 세

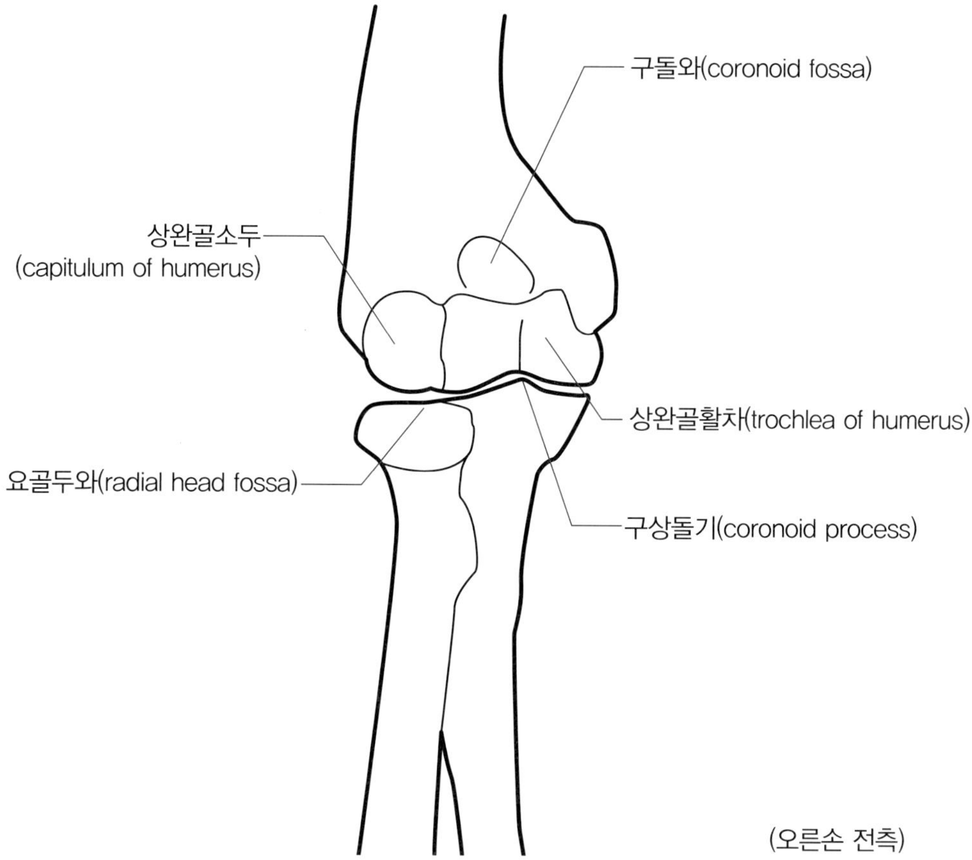
구돌와(coronoid fossa)
상완골소두
(capitulum of humerus)
상완골활차(trochlea of humerus)
요골두와(radial head fossa)
구상돌기(coronoid process)
(오른손 전측)

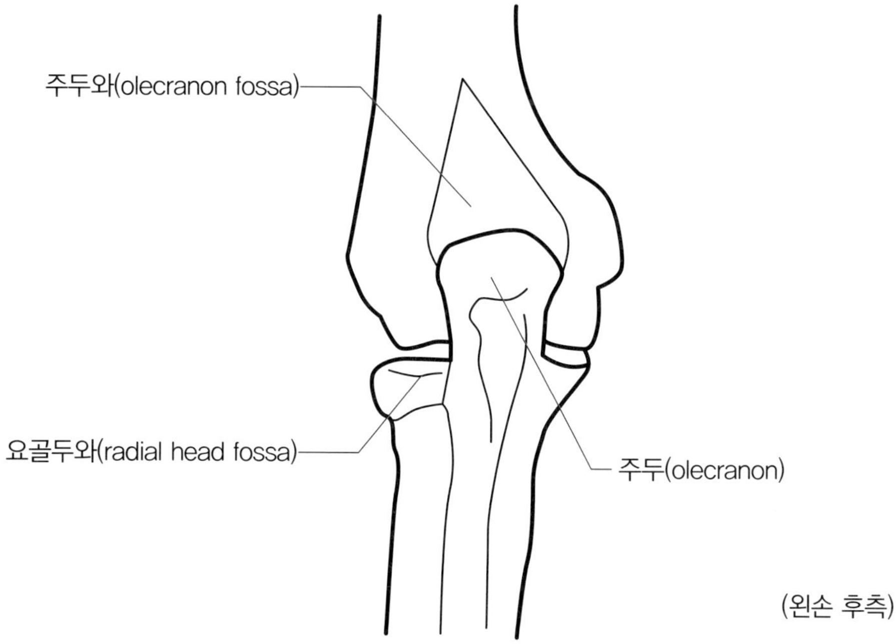
주두와(olecranon fossa)
요골두와(radial head fossa)
주두(olecranon)
(왼손 후측)

그림 6 주관절

개의 관절에 의한 복관절로 구성되어 있다.

상완골의 원위 하단에는 두 개의 관절면이 있다. 한 개는 활차 형태로 중심에 구가 있는 상완골활차, 두 번째는 그 활차의 외측에 반구 상태의 상완골소두이다.

상완골활차는 척골의 활차 절흔의 주두 사이에서 활차구와 관절(상완 척골 관절)이 형성되어 있다. 상완골소두에는 요골두상단의 요골두와가 각각 요철 관계로 관절(상완 요골 관절)을 형성한다**(그림 6 주관절)**. 요골과 척골은 근위에서는 근위요척관절(proximal radioulnar joint)을, 원위에서는 원위요척관절(distal radioulnar joint)을 형성하고 있다.

주관절의 생리적 외반은 주관절의 신전, 전완의 회외위에서 일어난다. 상완골과 전완골의 장축에서 만들어진 각도, 주외편각(肘外偏角)은 남성의 경우 약 5°, 여성의 경우 10~15°가 된다**(그림 7 주외편각)**.

주관절의 운동은 주관절에 의해 행해지는 굴곡, 신전과 근위, 원위요척관절에 의한 축 회선의 회내, 회외가 있다.

주관절의 가동범위는 신전위에서 상완과 전완의 축이 곧은 위치를 기본위치로 한다.

신전의 가동범위는 0°이지만, 인대가 이완되어 있는 환자에게서는 5~10도의 과신전도 있을 수 있다. 능동운동에서 시행하는 굴곡의 가동범위는 약 145°, 수동운동에서 시행하는 굴곡의 가동범위는 약 160°로 어깨와 수관절 사이에 주먹 한 개 정도 공간이 떨어져 있다.

굴곡근은 상완근(brachialis muscle), 완요골근(brachioradialis muscle), 상완이두근(biceps brachii muscle)이 주로 작용하며, 원회내근(pronator teres muscle), 요측수근굴근, 척측수근굴근 등은 굴곡근의 보조근으로 작용하고 있다. 상완근은 굴곡 작용만을 한다. 완요골근은 기본적으로는 굴곡근이지만 전완의 회내근, 회외근의 보조근이기도 하다. 상완이두근은 주관절의 굴근 중에서 주로 작용하는 근육이며, 이 근육은 이관절근(two joint muscle)으로 장두는 견갑골의 관절상결절(supraglenoid tubercle), 단두는 오훼돌기(coracoid process)에 부착되어 있으며 전완의 회외근 작용도 가지고 있다. 주관절이 90°로 굴곡하였을 때, 굴근의 움직임 효율이 최대가 된다.

주관절의 신전 시 사용하는 근육은 상완삼두근뿐이다. 내측두는 상완골 하부후면, 외측두는 상완골 후외측면에 부착되어 있는데 이 근육들은 단관절근이고, 장두만 이관절근으로 견갑골의 관절하결절(infraglenoid tubercle)에 부착되어 있다. 그렇기 때문에 상완삼두근이 최대로 강력하게 작용하는 것은 팔꿈치와 어깨가 함께 신전했을 때이다.

회내, 회외의 회선운동은 상요척관절과 하요척관절에 따른 전완의 장축에서의 운동을 말한다. 회내, 회외운동은 주관절을 신전하고 있는 상태에서는 견관절의 회선운동이 연관되어 함께 회선하기 때문에 주관절을 90°로 굴곡하여 시행한다. 회내운동의 가동범위는 85~90°이며, 회내위에서 손은 수평면에 다다르지 않는 경우가 많다. 회외운동의 가동범위는 약 90°이다. 이 운동은 회외위 때는 요골의 장축과 척골의 장축이 평행하지만, 회내위에서는 요골이 척골 주위를 회전하며 요골의 장축은 척골과 교차하여 내측을 향한다.

회내 시의 운동근은 방형회내근(pronator quadratus muscle), 원회내근이 주로 작용하며 요측수근굴근, 장장근은 회내의 보조근으로서 작용하고 있지만 회내근은 회외근보다 약하다. 회외 시의 운동근은 회외근, 상완이두근으로 상완이두근은 주관절을 90°로 굴곡하였을 때에 가장 강하게 작용하며, 회외근 중에서도 특히 강한 근육이다. 그렇기 때문에 드라이버로 나사를 푸는 회내운동 시에는 회내근군만으로는 약하기 때문에 동시에 상완을 외전함으로써 회내근군의 힘을 증가시키도록 하고 있다. 반대로 회외 동작에서는 상완이두근을 충분히 활용하기 위해서 드라이버를 사용할 때에는 주관절을 90° 전후로 굴곡하여 시행한다. 완요골근은 주관절의 굴근임과 동시에 회내, 회외근이기도 하다. 두 움직임 모두 최대 회내위, 최대 회외위로부터 중립위로의 회내근, 회외근으로 작용하고 있다.

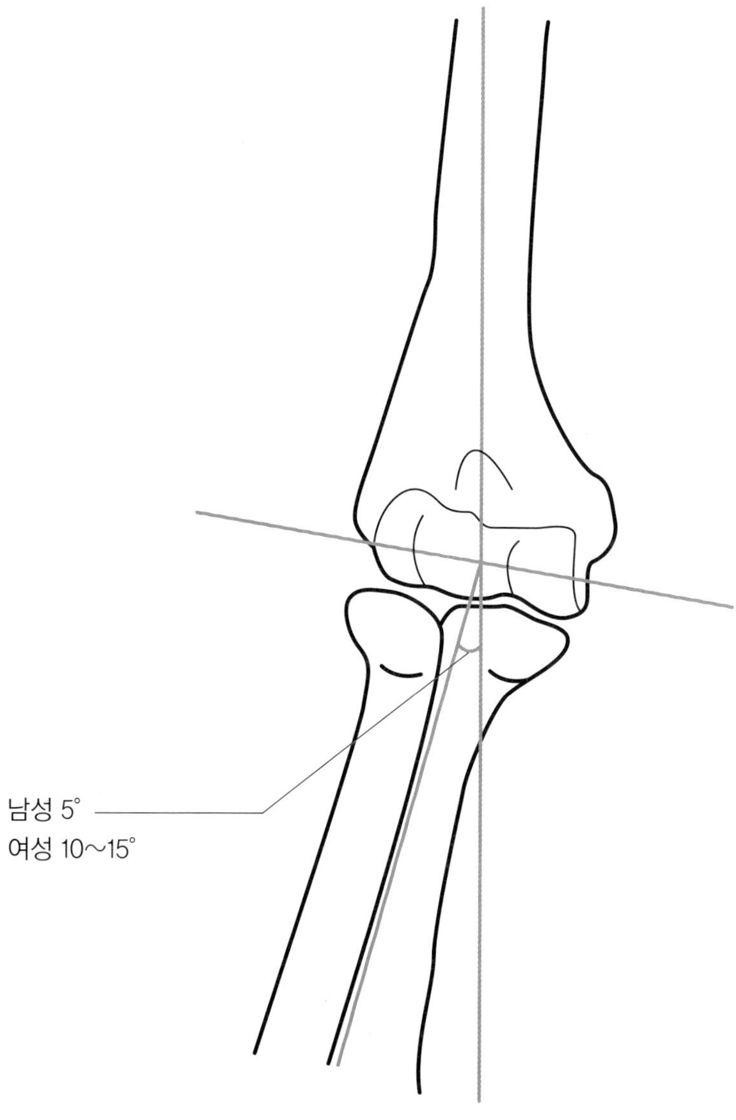

그림 7 주외편각

(3) 견관절의 움직임

견관절은 인체의 관절 중에서도 가동범위가 가장 큰 관절이다. 굴곡, 신전, 외전, 내전 그리고 상완을 90도로 외전하며 수평면에서 수평굴곡, 수평신전, 상완장축에서의 내회전, 외회전 운동을 한다.

굴곡은 삼각근전부(anterior part of deltoid), 오훼완근(coracobrachialis muscle), 대흉근(pectoralis major muscle)의 쇄골부에 의해 0~60° 굴곡, 다음으로 승모근(trapezius muscle), 전거근(serratus anterior muscle)이 견갑골 관절와가 전상방(superior and anterior)을 향하도록 견갑골을 60° 회전시킨다. 또한 쇄골 축도 흉쇄관절에서 30°, 견쇄관절에서 30° 회전하여, 견갑골과 쇄골의 움직임을 합쳐 60~120° 굴곡된다**[그림 8 굴곡 시의 견갑골과 상완골의 움직임(쇄골 축도 회전)]**. 한쪽 상지를 최대한 굴곡시키고, 다음에 척주를 반대쪽으로 굴곡함에 따라 굴곡운동은 120~180°가 된다. 이 자세는 최종 외전위가 된다. 양쪽 상지를 굴곡하면 척주의 한 방향으로 굴곡이 일어나지 않고, 척주와 요부의 근군에 의해 요추전만의 증가가 일어난다.

신전의 가동범위는 0~50°이다. 견관절에 의한 신진은 대원근(teres major muscle), 소원근(teres minor muscle), 삼각근 후부(posterior part of deltoid), 광배근(latissimus dorsi muscle)의 움직임에 의해 일어난다. 견갑골의 내전에서 일어나는 견갑골과 흉곽의 가성관절에 의한 신전은 능형근(rhomboid muscle), 승모근(중부), 광배근의 움직임으로 일어난다.

외전은 극상근(supraspinatus muscle)에 의해 0~90°의 외전이 시행되지만, 90° 외전 시에 상완골대결절이 견갑골 관절와에 부딪혀 외전이 중지된다**(그림 9-1 외전 90°로 상완골이 견봉에 부딪힌다)**. 이때 극하근(infraspinatus muscle), 소원근에 의해 상완골이 외회전되며 대결절이 후방으로 이동하여 부딪히지 않고 외전이 지속된다**(그림 9-2 상완골의 외회전에 의해 외전이 가능하다)**. 또한 승모근과 전거근의 움직임에 따라 견갑골의 관절와를 상방(superior)으

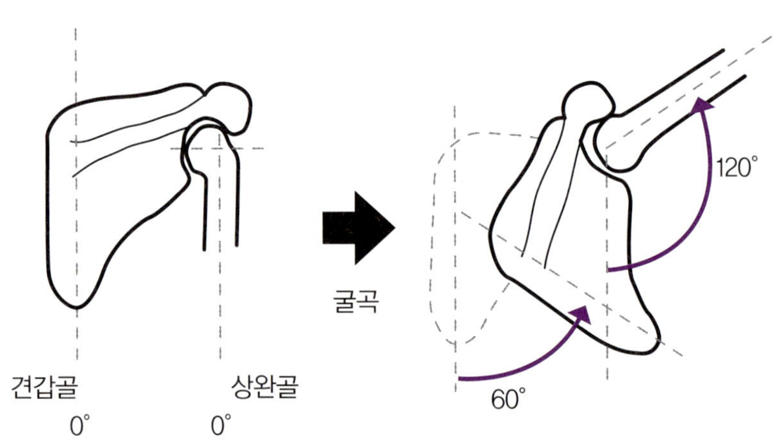

그림 8 굴곡 시의 견갑골과 상완골의 움직임(쇄골 축도 회전)

로 이동하도록 60° 회전시킨다. 이때, 쇄골축도 흉쇄관절(sternoclavicular joint) 30°, 견쇄관절(acromioclavicular joint) 30°로 축 회전을 시켜 90~150° 외전한다. 또한 척주가 반대쪽으로 굴곡하여 한쪽의 상지가 최대 외전 됨으로 외전 운동범위는 150~180°가 된다. 이 자세는 최종 굴곡위와 같은 위치이다. 양쪽의 상지를 외전하면 척주 한쪽으로의 굴곡이 일어나지 않고,

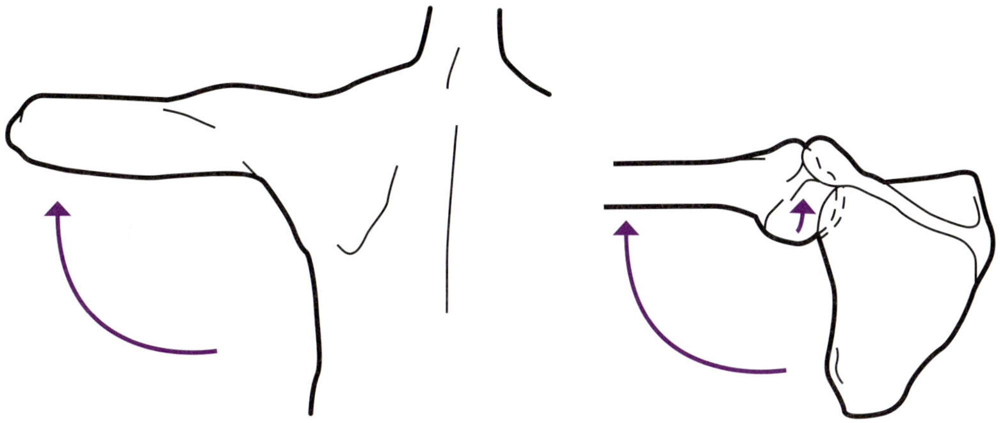

그림 9-1 외전 90°에서 상완골이 견봉에 부딪힌다.

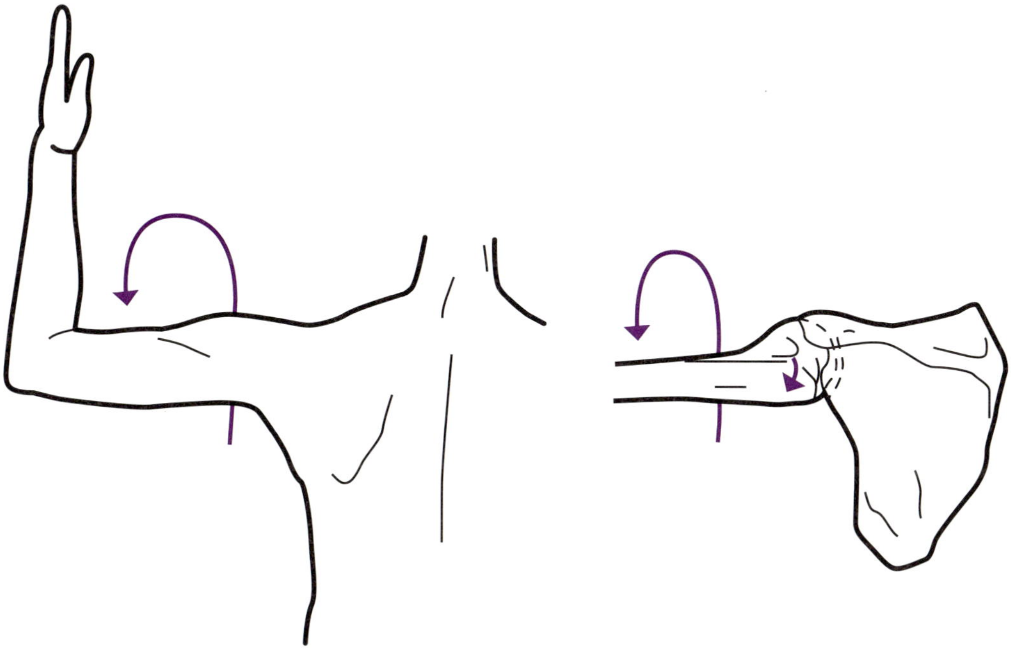

그림 9-2 상완골의 외회전에 의해 외전이 가능하다.

척주와 요부의 근육군에 의해 척주전만의 증가가 일어난다.

견갑골의 회선은 반드시 견관절 90° 외전 자세에서 시작되는 것이 아니라 아니라 근군의 움직임이 서로 겹쳐있기 때문에 30° 넘으면 서서히 시작된다고도 말한다.

견관절 외전 시의 삼각근의 움직임은 우선 삼각근 중부가 수축한 후 바로 삼각근 후부가 작용하여 20~30°의 외전을 하고, 다음에 삼각근 전부가 수축된다. 이 움직임에 따라 삼각근은 외전의 시동 시부터 외전운동을 시행하여 0~180°의 전가동범위의 외전을 한다. 근력의 최대작용은 약 90° 외전 시이다.

극상근은 삼각근과 마찬가지로 0~180°의 외전이 전 가동범위에서 시행된다. 삼각근 근력의 최대작용은 약 90° 외전 시이지만, 극상근의 최대작용은 약 30° 외전 시이다.

내전은 체간에서 멈추며 0°이다. 기본 위치에서 체간을 넘는 것 같은 내전의 신전위에서 시행하는 경우에는 약간의 내전이 일어나며, 조금 굴곡위에서 시행하는 경우에는 30~45°이다. 견관절에 의한 내전은 대원근, 광배근, 대흉근, 능형근의 움직임에 의한다. 대원근의 수축에 의해 견갑골이 상방으로 회전하지만, 능형근의 움직임은 대원근에 따른 견갑골의 회전을 억제함으로 대원근에 의한 내전운동이 가능하게 된다.

내회전, 외회전은 주관절을 신전하여 시행하면 전완에 의한 회내, 회외가 부가되기 때문에 주관절을 90°로 굴곡하여 내, 외회전을 시행한다. 외회전 가동범위는 80~90°이지만, 90°까지는 안 되는 경우가 많다. 내회전 가동범위는 체간에 부딪히기 때문에 90°이다. 전 가동범위는 체간의 후방(posterior)에 전완을 돌리면 견관절은 다소 신전되지만, 내회전은 100~110°이다. 견관절의 외회전은 극상근과 소원근의 작용에 의해 이루어지며, 내회전 광배근, 대원근, 견갑하근, 대흉근의 작용에 따른다. 내, 외회전의 전 가동범위 운동을 시행할 시에는 견관절만으로는 충분한 회전 운동이 불가능하고, 견갑골의 내전, 외전이 동반되어야 한다. 외회전 시에는 능형근, 승모근의 작용에 의해 견갑골의 내전이 일어난다. 내회전 시에는 전거근, 소흉근이 작용하여 견갑골의 외전이 일어난다.

수평굴곡과 수평신전은 순수한 견관절 90° 외전위를 기본위치로 시행되며, 수평면에서의 견관절운동이 된다. 이 외전에는 삼각근, 극상근, 승모근, 전거근이 움직인다. 수평굴곡의 가동범위는 135~140°로 삼각근, 견갑하근, 대흉근, 소흉근, 전거근이 작용한다. 수평신전의 가동범위는 30~40°로 삼각근, 극상근, 극하근, 대원근, 소원근, 능형근, 승모근, 광배근이 작용한다. 견관절에서만의 수평 굴곡, 수평 신전 운동은 불가능하고, 견갑골의 내전, 외전이 동반되어야 한다. 수평굴곡 쪽이 수평신전에 비해 가동범위가 크고, 수평굴곡 시에는 소흉근, 전거근에 의해 견갑골의 외전도 함께 일어난다. 수평신전에는 능형근, 승모근에 의해 견갑골의 내전이 일어난다.

회전운동은 굴곡, 신전, 내전, 외전, 수평굴곡, 수평신전의 기본 운동이 조합된 것이다.

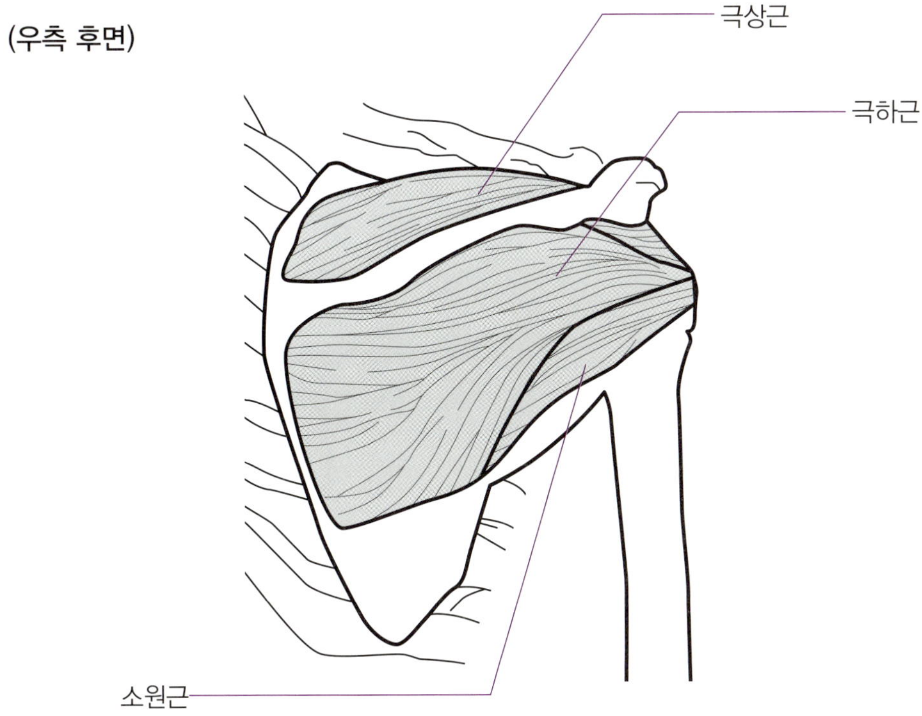

그림 10-1 우측 견관절 후면

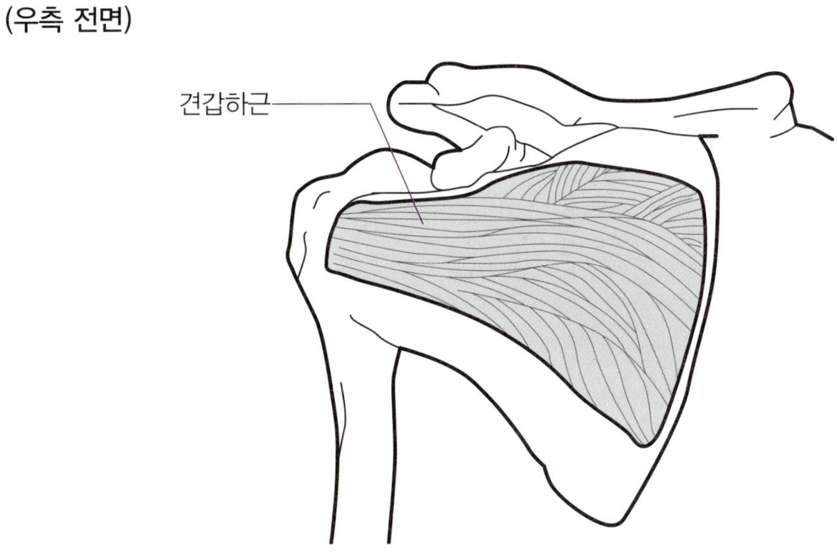

그림 10-2 우측 견관절 전면

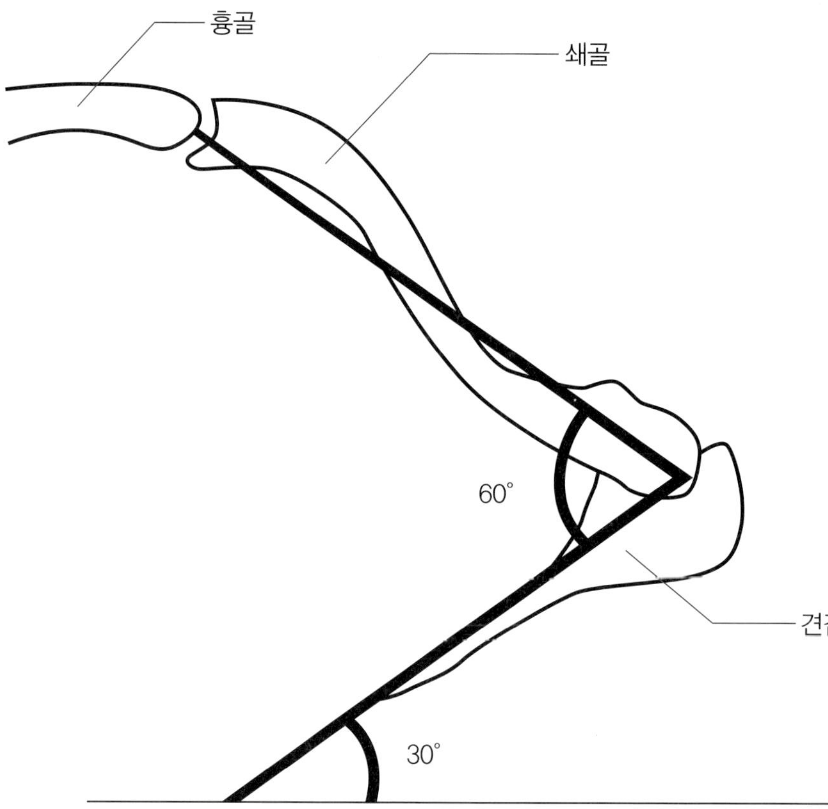

그림 11 견갑골과 쇄골의 위치

삼각근하(subdeltoid)에는 회선근건판이 있으며, 견갑골의 전면과 후면에서 상완골두(humeral head)로 극상근, 극하근, 소원근, 견갑하근이 견관절을 둘러싸듯이 하여 안정성을 유지하고 있다.

이 회전근개 근육군 중에서 극상근은 외전근이기 때문에 회전과 관련은 없지만 견관절을 고정한다고 알려져 있으며, 따라서 회전운동을 보조하기 때문에 회선근군의 협동근이라고도 불린다**(그림 10-1 우측 견관절 후면, 그림 10-2 우측 견관절 전면).**

견갑골과 흉곽에서 구성된 가성관절(견갑흉곽관절)에서 견갑골은 완전한 전액면에는 없고, 기울었으며, 전외측으로 열리듯이 30°에 위치하고 있고, 견갑골과 쇄골의 각도는 60°이다**(그림 11 견갑골과 쇄골의 위치)**. 정상적인 견갑골의 위치는 보통 제2에서 제7늑골 사이로 견갑골 하각은 제7~8흉추극돌기의 높이, 견갑극(spina scapulae)의 내측 높이는 제3흉추극돌기에 있다. 견갑골의 내측은 흉추극돌기에서 5~6cm 외측에 위치하고 있다**(그림 12 견갑골의 위치)**.

견갑대의 근육군은 견갑골이 흉관에서 떨어지지 않도록 하며, 가성관절을 구성하고 있다.

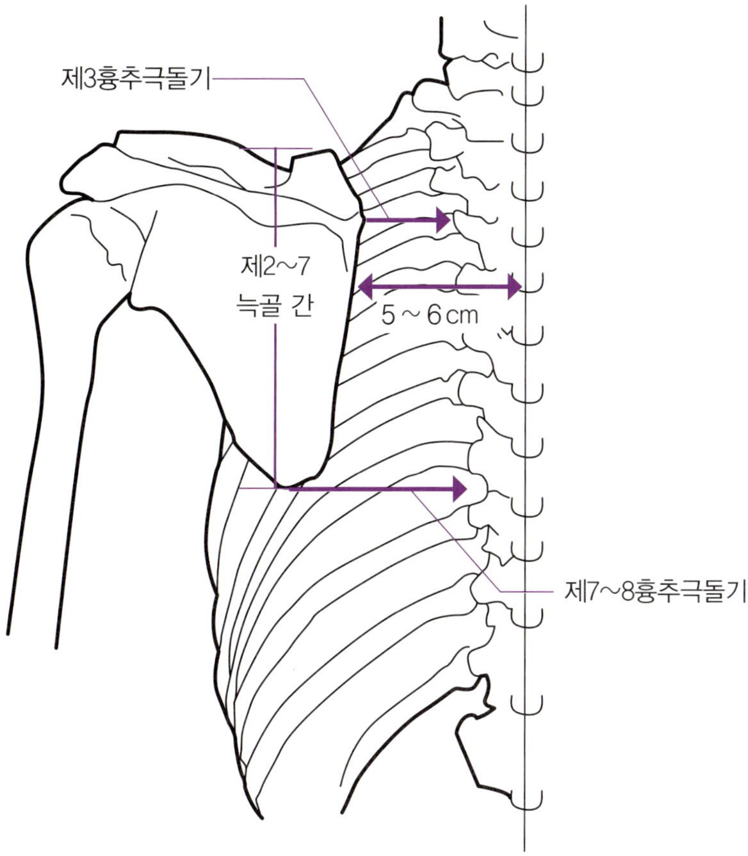

그림 12 견갑골의 위치

승모근(중부)은 견갑골의 내측연을 2~3cm 흉추극돌기 방향으로 당기듯이 하여 견갑골을 흉곽 쪽으로 누르고 있다. 승모근(하부)은 비스듬하게 하내측 방향으로 달리고 있으며, 하내측으로 견갑골을 당기고 있다. 능형근은 견갑하각을 흉곽에 고정시키며, 견갑거근과 함께 상방 내측 방향으로 주행한다. 견갑거근은 견갑골을 상방 내측방향으로 거상하여 관절와를 하방(inferior)으로 향하도록 회전시킨다. 승모근(중부), 견갑거근, 능형근은 척주 방향으로 견갑골을 내전시키며 반대로 전거근, 소흉근은 외전 작용을 한다. 소흉근과 쇄골하근은 견갑대를 끌어 내리는 작용을 한다. 전거근은 견갑골을 고정하여 팔로 전방을 향해 밀 때 견갑골 내연이 후방(posterior)으로 이동하지 않도록 하고 있다.

견갑대의 운동, 견갑골과 흉곽에서 가성관절의 움직임은 흉곽상에서 견갑골의 움직임이며 내, 외방(interior and exterior)으로의 운동에서는 내외의 가동범위를 합쳐 15cm, 흉곽상에서 견갑골 거상, 하강의 움직임은 거상과 하강의 가동범위를 합쳐 10~12cm이다. 견갑골 회전의 가동범위 각도는 60°로 하각의 이동범위는 10~12cm, 상외각의 이동범위는 5~6cm이다.

2 지관절

〈직접법〉

제1~5지절간관절(1st~5th interphalangeal joint)

❶ 장축 방향
❷ 전, 후측 방향
❸ 요, 척측 방향
❹ 요, 척측 회전

제1~5지절간관절의 조작을 제2지의 원위지절간관절에서 설명한다.

검사자는 앉거나 서고, 환자는 앉는다. 환자는 손바닥을 아래쪽으로 하고 검사자는 환자의 척측을 몸 앞에 두게 하여 환자의 관절을 편한 상태로 두게 한다.

❶ 장축 방향

검사자는 한쪽 엄지손가락과 제2지로 환자의 제2지, 중절골(middle phalanges)의 원위지절간관절 열극에 가까운 부분을 고정하고, 반대쪽 엄지손가락과 제2지로 원위지골의 원위지절간관절 열극에 가까운 부분의 배측, 장측을 잡아 장축 방향으로 견인하여 관절운동을 살핀다. 이때, 연부조직을 이완시킨 후 시행하도록 한다(**사진 1**).

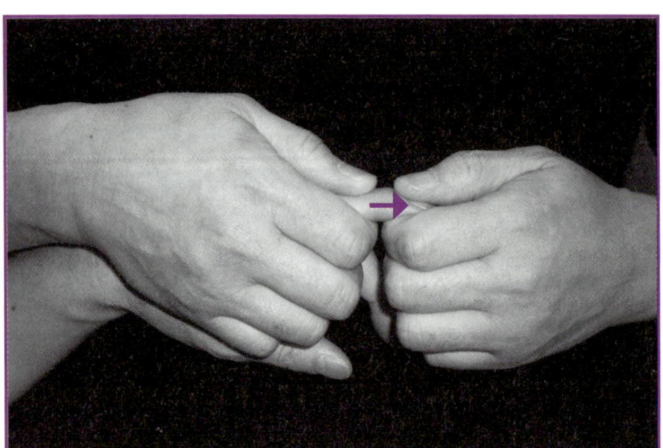

사진 1 장축 방향

❷ 전, 후측 방향

검사자는 한쪽 엄지손가락과 제2지로 환자의 제2지, 중절골의 원위지절간관절 열극에 가까운 부분을 고정하고, 반대쪽 엄지손가락과 제2지로 원위지골의 원위지절간관절 열극에 가까운 부분의 배측, 장측을 잡고 수장측, 수배측 방향의 관절운동을 살핀다. 수장측 또는 수배측을 살핀 후에 그 반대쪽을 살필 때에는 반드시 중간 위치에 한 번 정지시킨 다음에 시행하도록 한다 **(사진 2)**.

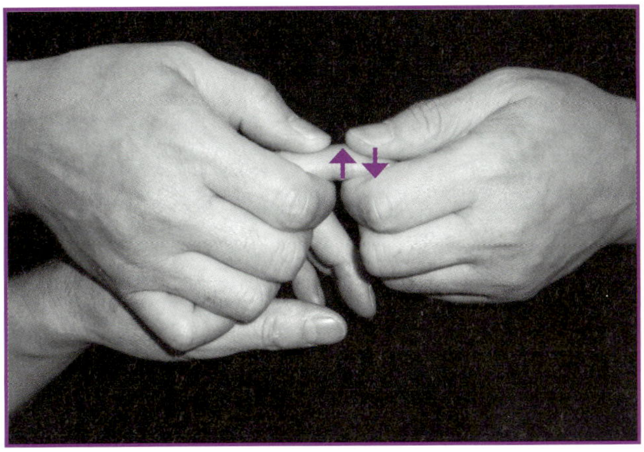

사진 2 **전, 후측 방향**

❸ 요, 척측 방향

검사자는 한쪽 엄지손가락과 제2지로 환자의 제2지, 중절골의 원위지절간관절 열극에 가까운 부분을 고정하고, 반대쪽 엄지손가락과 제2지로 원위지골의 원위지절간관절 열극에 가까운 부분의 요측, 척측을 잡고 요측, 척측 방향 관절운동을 살핀다. 요측 또는 척측을 살핀 후에 그 반대쪽을 살필 때에는 반드시 중간 위치에 한 번 정지시킨 다음에 시행하도록 한다**(사진 3)**.

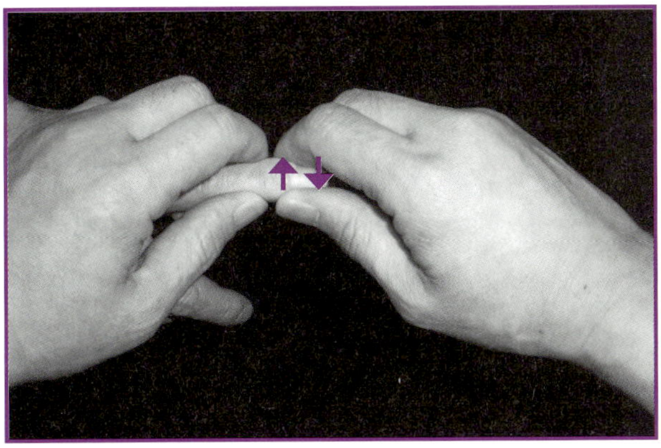

사진 3 **요, 척측 방향**

❹ 요, 척측 회전

검사자는 한쪽 엄지손가락과 제2지로 환자의 제2지, 중절골의 원위지절간관절 열극에 가까운 부분을 고정하고, 반대쪽 엄지손가락과 제2지로 원위지골의 원위지절간관절 열극에 가까운 부분의 요측, 척측을 잡아 좌우측 회전 관절운동을 살핀다. 요측 또는 척측 회전을 살핀 후, 그 반대쪽을 살필 때에는 반드시 중간 위치에 한 번 정지시킨 다음에 시행하도록 한다(**사진 4**).

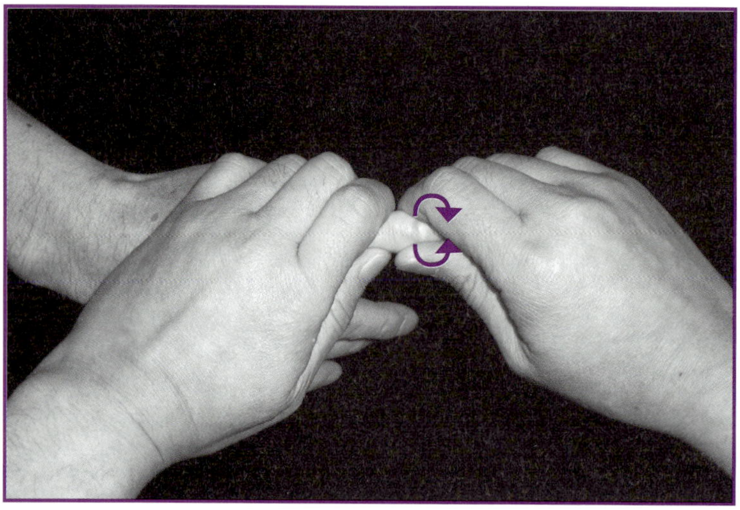

사진 4 요, 척측 회전

제1~5중수지절관절(1st~5th metacarpophalangeal joint)

❶ 장축 방향
❷ 전, 후측 방향
❸ 요, 척측 방향
❹ 요, 척측 회전

제1~5중수지절관절 조작을 제2지 중수지절관절에서 설명한다.

검사자는 앉거나 서고 환자는 앉게 한다. 환자를 아래 쪽으로 향하게 하고 검사자는 환자의 척측을 몸 앞에 두게하여, 환자의 관절을 편한 상태로 두게 한다.

❶ 장축 방향

검사자는 한쪽 엄지손가락과 제2지로 환자의 제2중지골의 원위부에서 관절열극에 가까운 부분을 고정하고, 반대쪽 엄지손가락과 제2지로 근위지골의 근위에서 관절열극에 가까운 부분의 배측, 장측을 잡고 장축 방향으로 견인하여 관절운동을 살핀다. 이때, 연부조직을 이완시킨 후 시행하도록 한다(**사진 5**).

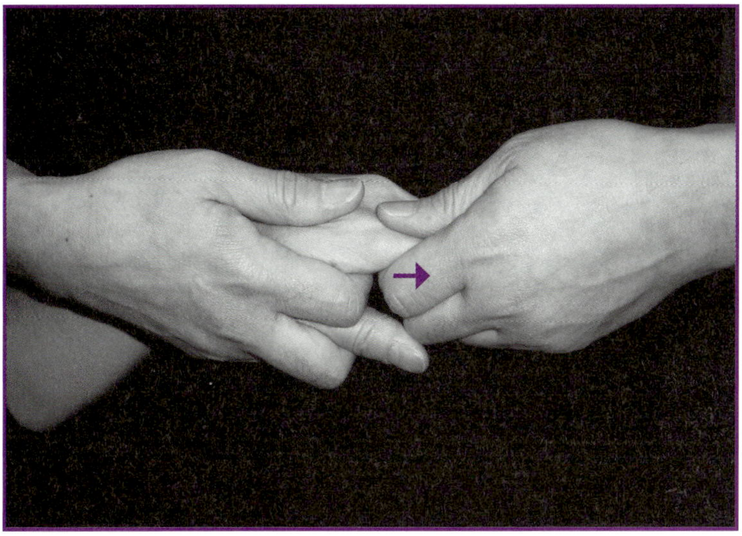

사진 5 장축 방향

❷ 전, 후측 방향

검사자는 한쪽 엄지손가락과 제2지로 환자의 제2중지골의 원위부에서 관절열극에 가까운 부분을 고정하고, 반대쪽 엄지손가락과 제2지로 근위지골 근위에서 관절열극에 가까운 부분의 배측, 장측을 잡아 수장, 수배측 방향의 관절운동을 살핀다. 수장측 또는 수배측을 살핀 후, 반대쪽을 살필 때에는 반드시 중간 위치에 한 번 정지시킨 다음에 시행하도록 한다(**사진 6**).

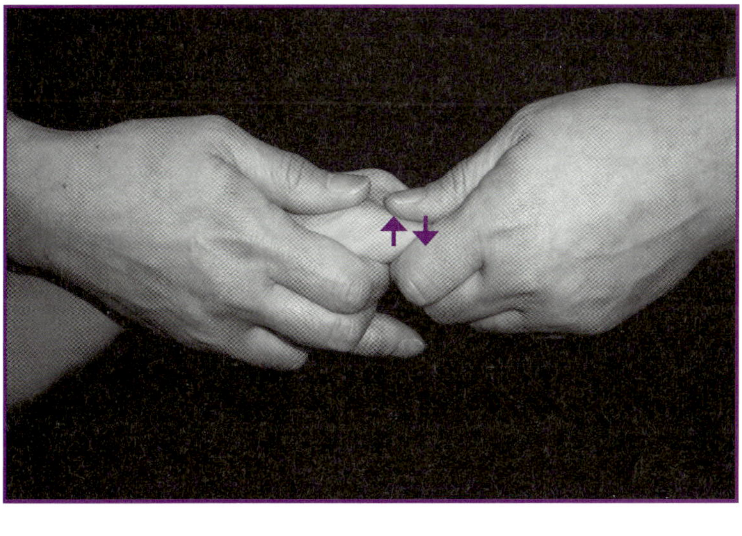

사진 6 전, 후측 방향

❸ 요, 척측 방향

검사자는 한쪽 엄지손가락과 제2지로 환자의 제2중지골 원위부에서 관절열극에 가까운 부분을 고정하고, 반대쪽 엄지손가락과 제2지로 근위지골 근위에서 관절열극에 가까운 부분의 요측, 척측을 잡아 요측, 척측 방향 관절운동을 살핀다. 요측 또는 척측을 살핀 후, 반대쪽을 살필 때에는 반드시 중간 위치에 한 번 정지시킨 다음에 시행하도록 한다(**사진 7**).

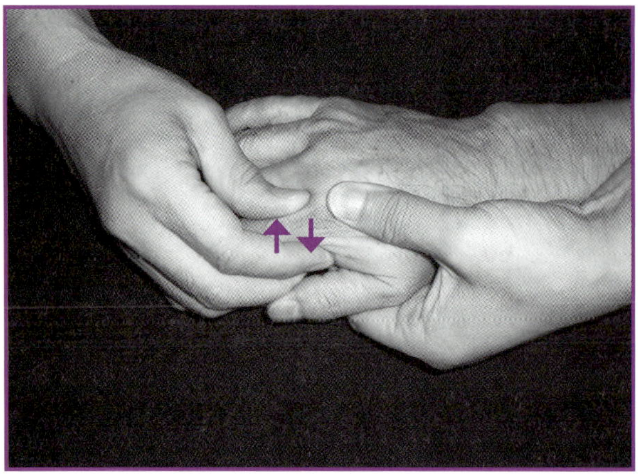

사진 7　요, 척측 방향

❹ 요, 척측 회전

검사자는 한쪽 엄지손가락과 제2지로 환자의 제2중지골의 원위부에서 관절열극에 가까운 부분을 고정하고, 반대쪽 엄지손가락과 제2지로 근위지골의 근위에서 관절열극에 가까운 부분의 요측, 척측을 잡고 요측, 척측 회전의 관절운동을 살핀다. 요측 또는 척측 회전을 살핀 후, 반대쪽을 살필 때에는 반드시 중간 위치에 한 번 정지시킨 다음에 시행하도록 한다(**사진 8**).

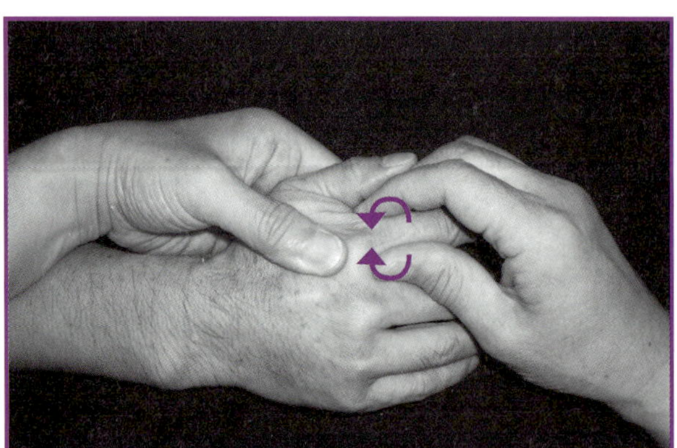

사진 8　요, 척측 회전

〈간접법〉

제1~5지절간관절

❶ 전, 후측 방향

❷ 요, 척측 방향

❸ 요, 척측 회전

검사법은 직접법과 거의 비슷하지만, 장축 방향은 없다. 직접법보다 약한 힘으로 가볍게 시행한다. 관절운동이 크게 움직이는 방향으로 조작한다.

제2지, 원위지절간관절의 척측 회전 조작방법을 나타낸다(**사진 9**).

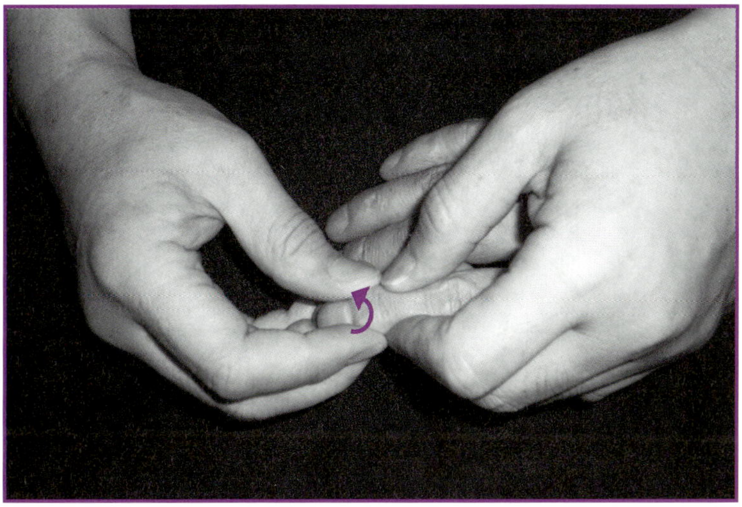

사진 9
척측 회전의 조작방법

제1~5중수지절관절

❶ 전, 후측 방향

❷ 요, 척측 방향

❸ 요, 척측 회전

검사법은 직접법과 거의 같지만, 장축 방향은 없다. 직접법보다 약한 힘으로 가볍게 시행한다. 관절운동이 크게 움직이는 방향으로 조작한다.

제2지, 중수지절관절의 요측 방향의 조작방법을 나타낸다(**사진 10**).

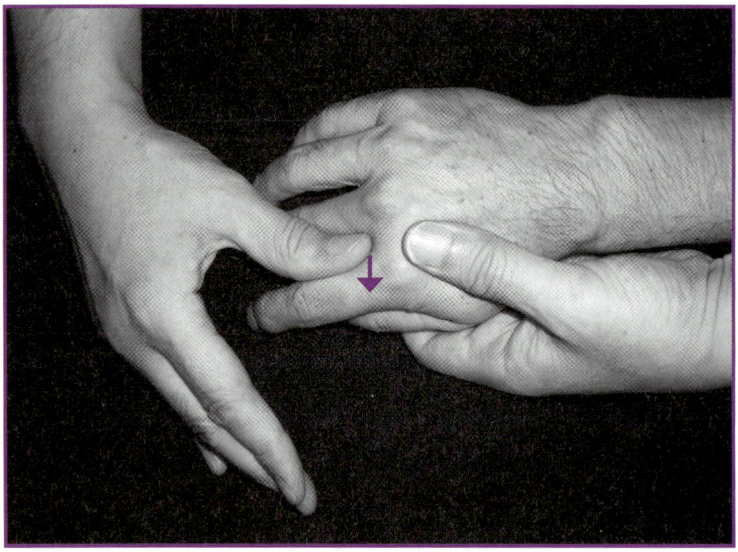

사진 10
요측 방향의 조작방법

3 중수골(metacarpal bone)

〈직접법〉

제2~5중수골(2nd~5th metacarpal bone)

❶ 전, 후측 방향

❷ 내, 외측 회전

제2~5중수골의 조작을 제3중수골에서 설명한다.

환자의 주관절을 굴곡위로, 전완을 중간 위치에 두도록 하고, 검사자는 환자의 손등을 향하여 위치하며, 환자의 관절은 편한 상태를 취하게 한다.

❶ 전, 후측 방향

검사자는 환자의 제3중수골두에 가까운 부분의 수배측에 오른쪽 또는 왼쪽 손 엄지손가락을, 수장측에 제2, 3지를 대고 반대쪽 손으로 환자의 제2 또는 제4중수골을 고정시켜 제3중수골두에 가까운 부분을 잡고, 수장, 수배측 방향 관절운동을 살핀다. 수장측 또는 수배측을 살핀 후 반대쪽을 살필 때에는 반드시 중간 위치에 한 번 정지시킨 다음에 시행하도록 한다(**사진 11**).

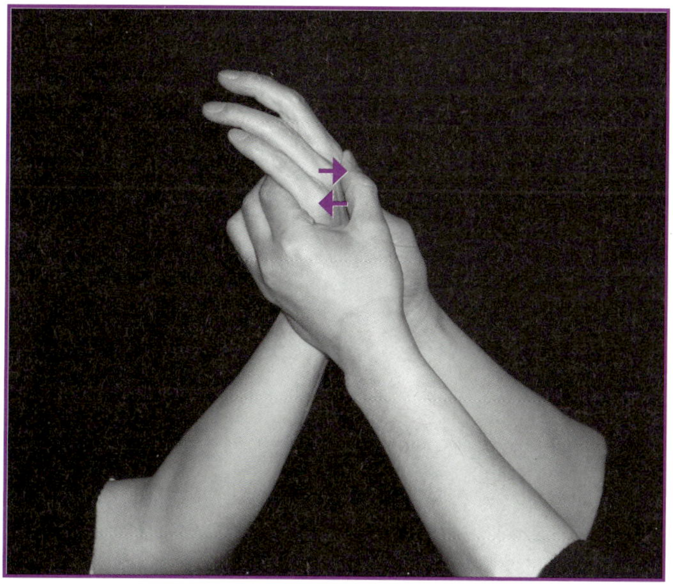

사진 11 전, 후측 방향

❷ 내, 외측 회전

검사자는 환자의 제3중수골두에 가까운 부분 수배측에 오른쪽 또는 왼쪽 손 엄지손가락을. 수장측에 제2, 3지를 대고, 반대쪽 손으로 환자의 제2 또는 제4중수골을 고정시켜 제3중수골두에 가까운 부분을 잡아 내외측 회전 관절운동을 살핀다(조작하는 부위가 환자의 제1지측으로 회전하면 내회전, 제5지측으로 회전하면 외회전이라고 한다). 이때 검사자는 전완 및 상완을 옆으로 들어 어깨를 중심으로 움직여 회전의 움직임을 살필 수 있도록 한다. 내측 또는 외측 회전을 살핀 후, 반대쪽을 살필 때에는 반드시 중간 위치에 한 번 정지시킨 다음에 시행하도록 한다(**사진 12**).

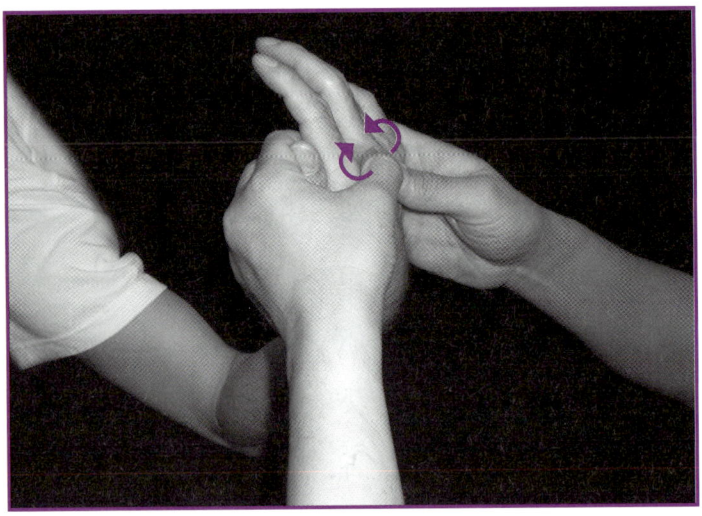

사진 12 내, 외측 회전

수근(대능형골)중수관절(carpometacarpal joint)

❶ 장축 방향
❷ 전, 후측 방향
❸ 내, 외측 방향

환자는 앉고 검사자는 앉거나 선다. 환자의 손등을 몸 앞으로 두도록 하고, 환자의 관절은 편한 상태를 유지하게 한다.

❶ 장축 방향

검사자는 환자의 대능형골 수배측에 한쪽 엄지손가락을, 수장측에 제2, 3지를 대고 고정하여 환자의 제1중수골저 부근 수배측에 반대쪽 엄지손가락을, 수장측에 제2, 3지를 대고, 장축 방향으로 견인하여 관절운동을 살핀다. 이때, 연부조직을 이완시킨 후, 시행하도록 한다(**사진 13**).

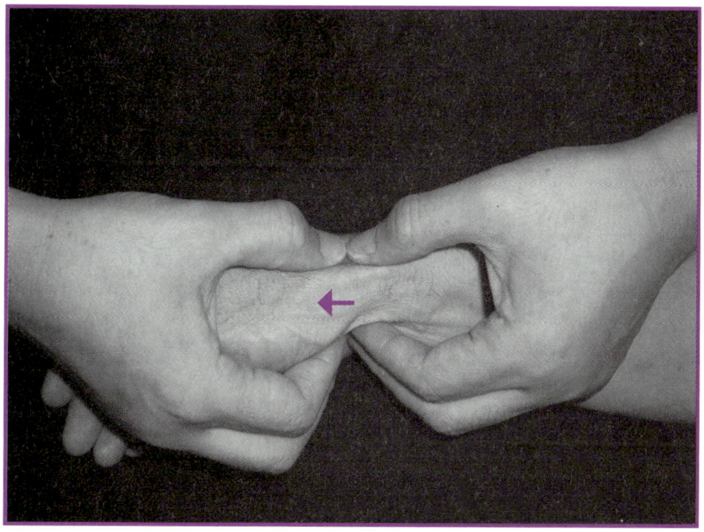

사진 13 장축 방향

❷ 전, 후측 방향

검사자는 환자의 대능형골의 수배측에 한쪽 엄지손가락을, 수장측에 제2, 3지를 대고 고정하여 환자의 제1중수골저 부근 수배측을 반대쪽 엄지손가락, 수장측을 제2, 3지로 잡고 수장, 수배측 방향 관절운동을 살핀다. 수장측 또는 수배측을 살핀 후, 반대쪽을 살필 때에는 반드시 중간 위치에 한 번 정지시킨 다음에 시행하도록 한다(**사진 14**).

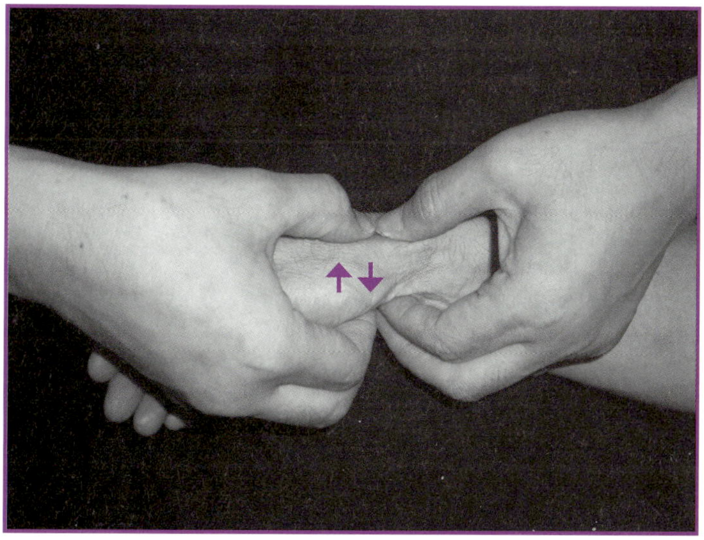

사진 14 전, 후측 방향

❸ 내, 외측 방향

검사자는 환자의 대능형골 수배측에 한쪽 엄지손가락을, 수장측에 제2, 3지를 대고 고정하며, 환자의 제1중수골저 부근의 외측을 반대쪽 엄지손가락으로, 내측을 제2, 3지로 잡고 내측, 외측 방향 관절운동을 살핀다(조작하는 부위가 환자의 체간 쪽으로 움직이는 방향을 내측이라고 하며, 반대쪽을 외측이라고 한다). 내측 또는 외측을 살핀 후, 반대쪽을 살필 때에는 반드시 중간 위치에 한 번 정지시킨 다음에 시행하도록 한다(**사진 15**).

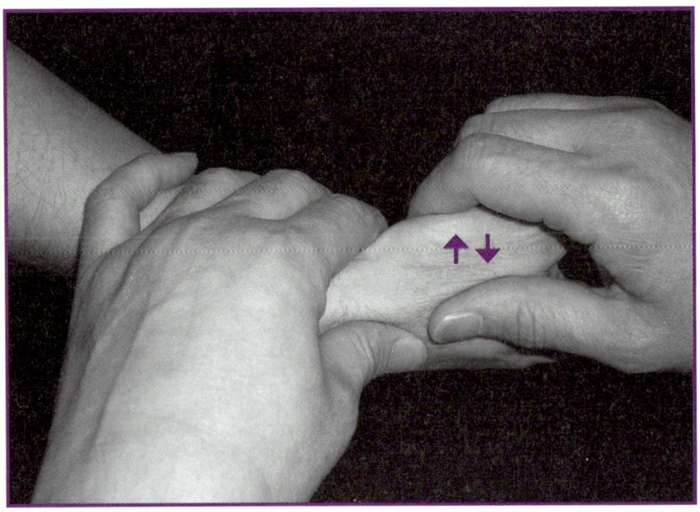

사진 15 내, 외측 방향

제2~5수근중수관절(2nd~5th carpometacarpal joint)

❶ 장축 방향
❷ 전, 후측 방향

제2~5수근중수관절 조작을 제3수근관절에서 설명한다.

검사자는 앉거나 서고 환자는 앉게 한다. 검사자는 환자의 손바닥을 아래쪽으로 두게 하고, 척측을 몸 앞으로 두게 하며, 환자의 관절은 편한 상태를 취하게 한다. 특히 이 관절의 운동은 매우 작다.

❶ 장축 방향

검사자는 환자의 수근골(유두골)의 수배측에 한쪽 엄지손가락을, 수장측에 제2, 3지를 대고 고정하며, 환자의 제3수골저 부근의 수배측에 반대쪽 엄지손가락, 수장측에 제2지를 대고 그

위에 제3지를 대어 제2지를 안정시킨다. 장축 방향으로 견인하여 관절운동을 살핀다(**사진 16**).

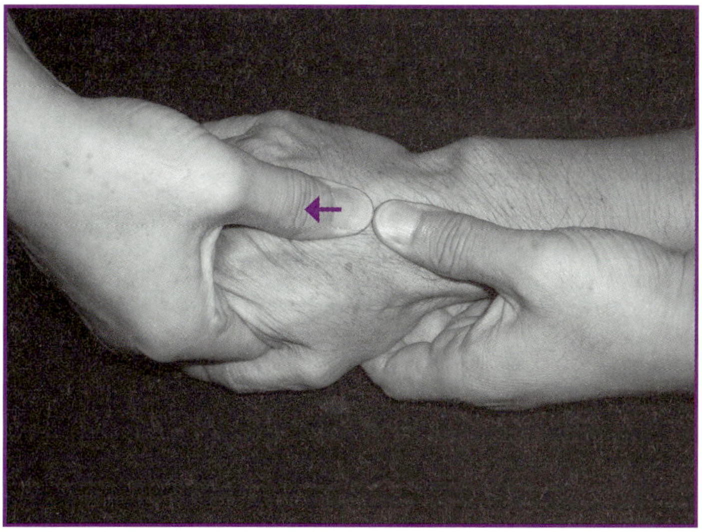

사진 16 장축 방향

❷ 전, 후측 방향

검사자는 환자의 수근골(유두골) 수배측에 한쪽 엄지손가락을, 수장측에 제2, 3지를 대고 고정하며, 환자의 제2중수골저 부근 수배측에 반대쪽 엄지손가락, 수장측에 제2지를 대고 그 위에 제3지를 대어 제2지를 안정시킨다. 수장, 수배측 방향 관절운동을 살핀다. 수장측 또는 수배측을 살핀 후, 반대쪽을 살필 때에는 반드시 중간 위치에 한 번 정지시킨 다음에 시행하도록 한다(**사진 17**).

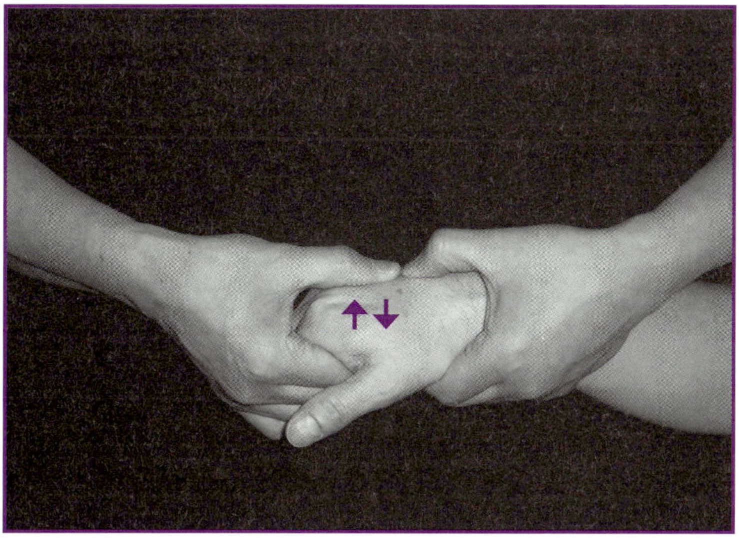

사진 17 전, 후측 방향

〈간접법〉

제2~5중수골

❶ 전, 후측 방향
❷ 내, 외측 회전

검사법은 직접법과 거의 비슷하지만 직접법보다 약한 힘으로 가볍게 시행한다.
관절운동이 크게 움직이는 방향으로 조작한다.
제3중수골의 전측 방향 조작방법을 나타낸다(**사진 18**).

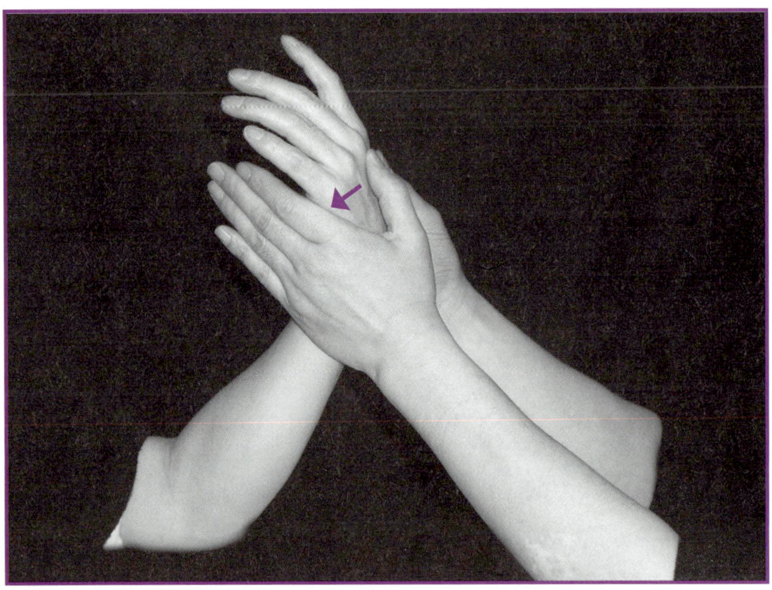

사진 18
전측 방향 조작방법

수근(대능형골)중수관절

❶ 전, 후측 방향
❷ 내, 외측 방향

검사법은 직접법과 거의 비슷하지만 장축 방향은 없다. 직접법보다 약한 힘으로 가볍게 시행한다. 관절운동이 크게 움직이는 쪽으로 조작한다.
내측 방향의 조작방법을 나타낸다(**사진 19**).

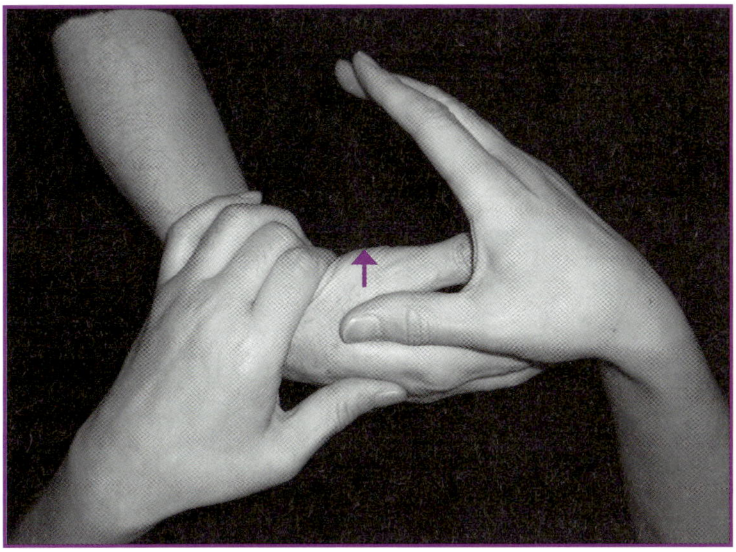

사진 19
내측 방향 조작방법

제2~5수근중수관절

❶ 전, 후측 방향

검사법은 직접법과 거의 같지만 장축 방향은 없다. 직접법보다 약한 힘으로 가볍게 시행한다. 관절운동이 크게 움직이는 쪽으로 조작한다.

제3수근중수관절의 전측 방향 조작방법을 나타낸다(**그림 20**).

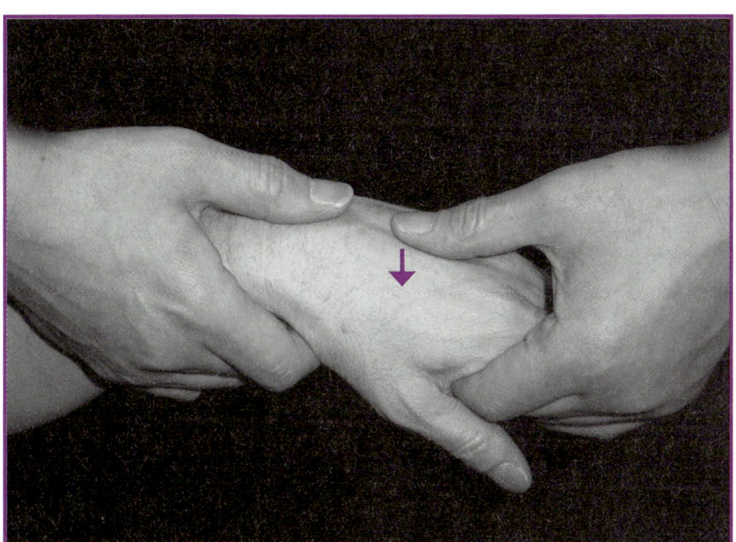

사진 20
전측 방향 조작방법

4 수관절

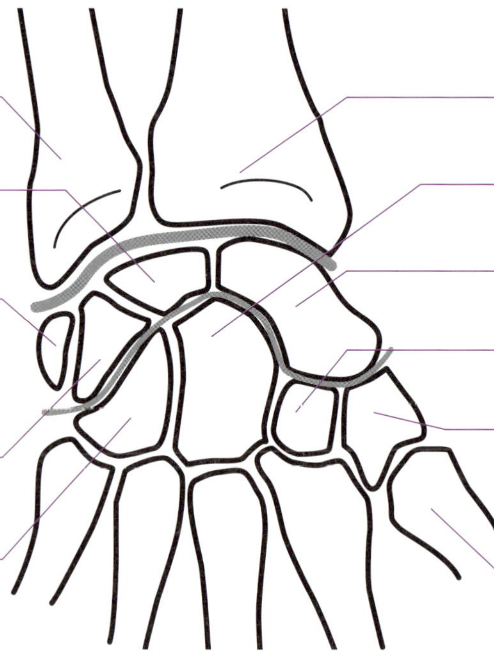

〈직접법〉

수근중앙관절(mediocarpal joint)

❶ 장축 방향

❷ 전, 후측 방향

❸ 요, 척측 방향

검사자는 앉거나 서고 환자는 앉는다. 검사자는 환자의 손바닥을 아래쪽으로 두게 하고, 수관절 척측을 검사자의 몸 앞에 두도록 하며, 환자의 관절은 편한 상태를 유지하게 한다.

❶ 장축 방향

검사자는 한쪽 손바닥으로 환자의 수근골 근위열을 수배측부터 쥐듯이 고정하고, 다른 방향의 손바닥으로 수근골 원위열을 수배측부터 쥐고, 장축 방향으로 견인하여 관절운동을 살핀다(**사진 21**).

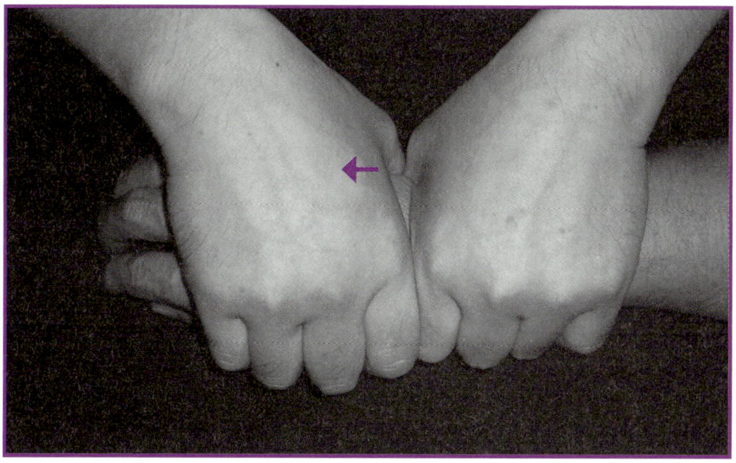

사진 21 장축 방향

❷ 전, 후측 방향

검사자는 한쪽 손바닥으로 환자의 수근골 근위열을 수배측에서 쥐듯이 고정하고, 다른 한쪽 손바닥으로 수근골 원위열을 수배측에서 잡아 수장측, 수배측 방향 관절운동을 살핀다. 수장측 또는 수배측을 살핀 후, 반대쪽을 살필 때에는 반드시 중간 위치에 한 번 정지시킨 다음에 시행하도록 한다(**사진 22**).

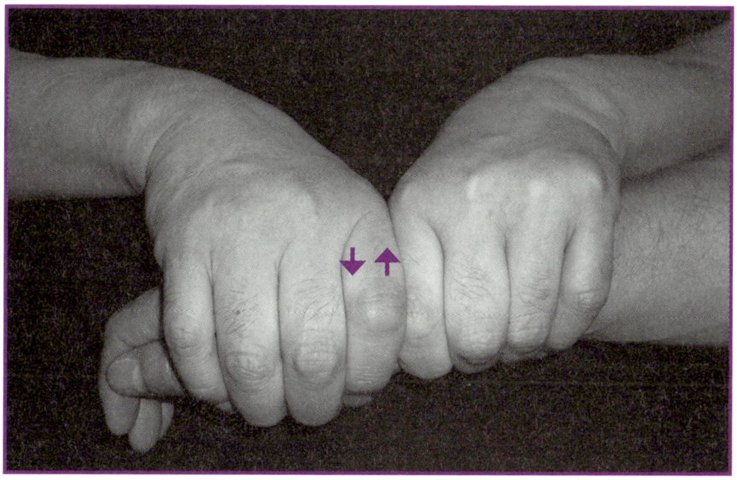

사진 22 전, 후측 방향

❸ 요, 척측 방향

검사자는 한쪽 손바닥으로 환자의 수근골 근위열을 수배측에서 쥐듯이 고정하고, 나머지 손바닥으로 수근골 원위열을 수배측에서 쥐어 요측, 척측 방향 관절운동을 살핀다. 요측 또는 척측을 살핀 후, 그 반대쪽을 살필 때에는 반드시 중간 위치에 한 번 정지시킨 다음에 시행하도록 한다(**사진 23**).

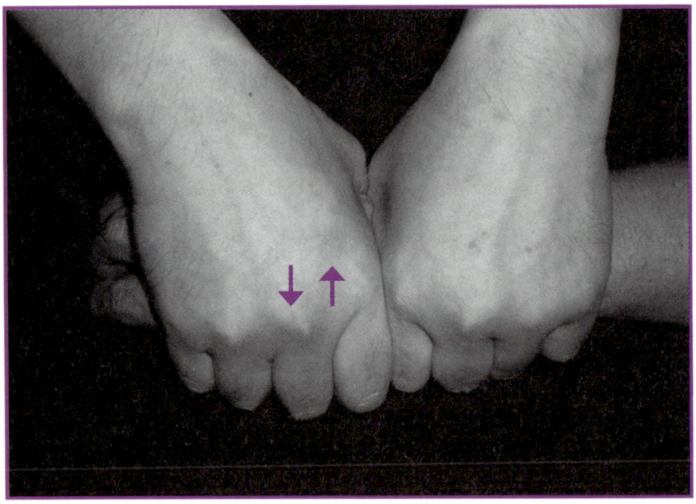

사진 23 **요, 척측 방향**

삼각골(triquetrum), 월상골(lunate) 등의 수근골(carpal bone)

❶ 전, 후측 방향

검사자는 앉거나 서고 환자는 앉게 한다. 환자는 손바닥 측을 아래쪽으로 향하게 하고 검사자는 환자의 수관절을 마주 보며, 환자의 관절은 편한 상태로 두게 한다.

원래 수관절 굴곡장애, 신전장애가 있는 경우는 두상골 이외 원위수근골(distal carpal bones)인 유구골, 유두골, 소능형골, 대능형골, 근위수근골(proximal carpal bones)인 삼각골, 월상골, 주상골의 각각의 수근골 움직임 검사를 해야 하지만 여기에서는 삼각골, 월상골만 설명한다.

검사자는 한쪽 손으로 유구골 또는 유두골의 수배측에 엄지손가락을, 수장측에 제2, 3지를 대고 고정하며, 다른 한쪽 손으로 삼각골 또는 월상골의 수배측에 엄지손가락을, 수장측에 제2지를 대고 그 밑에 제3지를 대어 제2지를 안정시킨다. 수장측, 수배측 방향 관절운동을 살핀다. 수장측 또는 수배측을 살핀 후, 반대쪽을 살필 때는 반드시 중간 위치에 한 번 정지시킨 다음에 시행하도록 한다(**사진 24, 25**). 고정 없이도 조작이 가능한 경우에 반드시 고정할 필요는 없다.

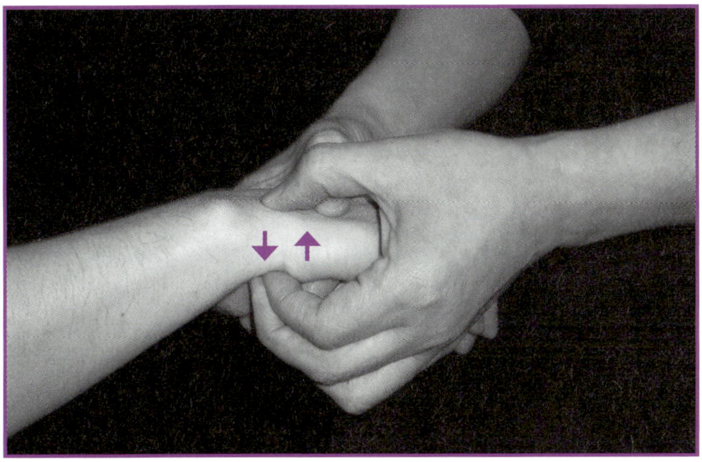

사진 24
전, 후측 방향 사진
(삼각골)

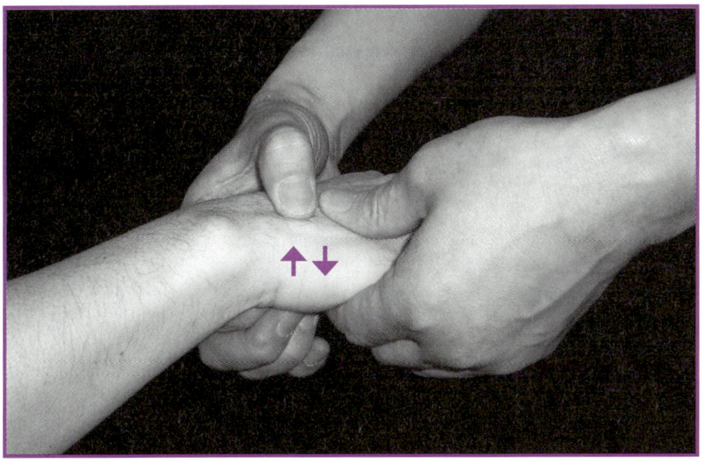

사진 25
전, 후측 방향 사진
(월상골)

요골수근관절(radiocarpal joint)

❶ 장축 방향
❷ 전, 후측 방향
❸ 요, 척측 방향

검사자는 서고 환자는 앉게 한다. 환자의 손바닥을 아래쪽으로 두게 하고 척측을 검사자의 몸 앞에 두게 하며, 환자의 관절을 편한 상태로 유지하게 한다.

❶ 장축 방향

검사자는 한쪽 손바닥으로 환자의 요골 및 척골경상돌기(ulnar styloid process)를 수배측부터 쥐듯이 고정하고, 다른 한쪽 손바닥으로 요골 및 척골경상돌기에서 원위의 근위수근골을 수배측부터 잡아 장축 방향으로 견인하여 관절운동을 살핀다. 이때 연부조직을 이완시킨 후 살피도록 한다(**사진 26**).

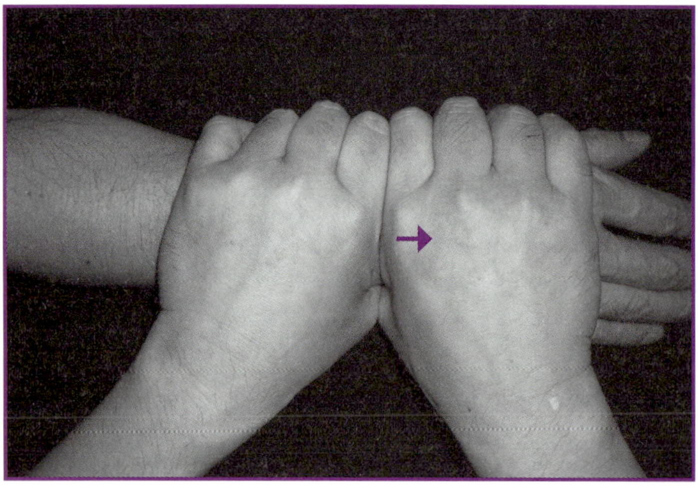

사진 26 장축 방향

❷ 전, 후측 방향

검사자는 한쪽 손바닥으로 환자의 요골 및 척골경상돌기를 수배측부터 쥐듯이 고정하고, 다른 한쪽 손바닥으로 요골 및 척골경상돌기에서 원위의 근위수근골을 수배측부터 잡아 수장측, 수배측 방향 관절운동을 살핀다. 수장측 또는 수배측을 살핀 후, 그 반대쪽도 살필 때에는 반드시 중간 위치에 한 번 정지시킨 다음에 시행하도록 한다(**사진 27**).

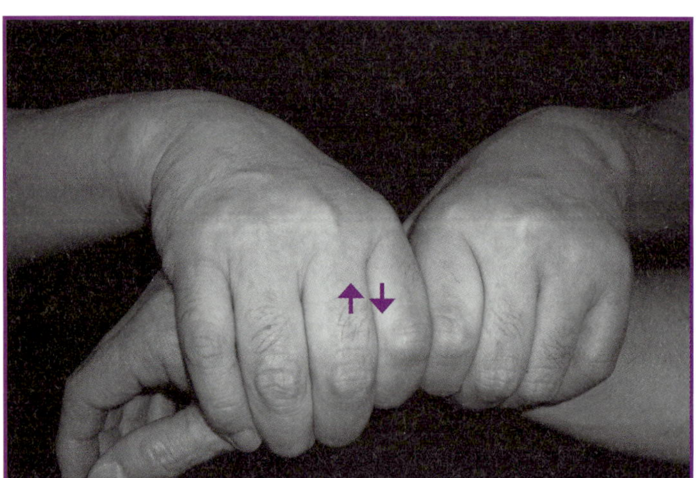

사진 27 전, 후측 방향

❸ 요, 척측 방향

검사자는 한쪽 손바닥으로 환자의 요골 및 척골경상돌기를 수배측부터 쥐듯이 고정하고, 다른 한쪽 손바닥으로 요골 및 척골경상돌기에서 원위의 근위수근골을 수배측부터 잡아 요측, 척측 방향 관절운동을 살핀다. 요측 또는 척측을 살핀 후, 반대쪽을 살필 때에는 반드시 중간 위치에 한 번 정지시킨 다음에 시행하도록 한다(**사진 28**).

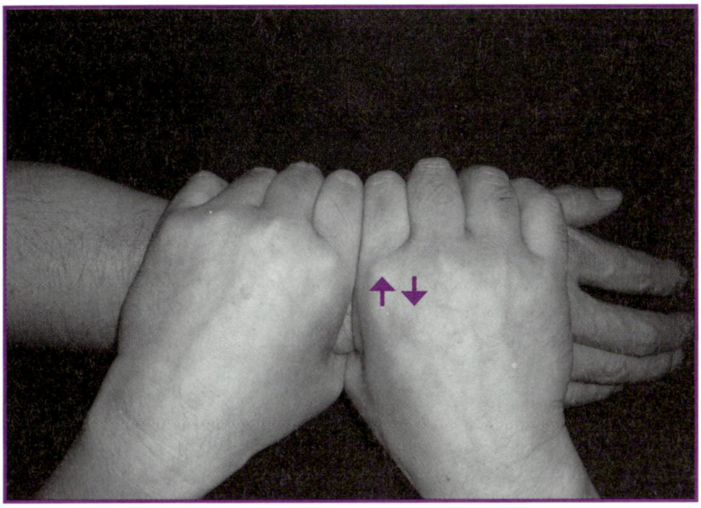

사진 28 요, 척측 방향

척골(ulna)

❶ 삼각골 사이에서 전, 후측 방향

환자의 주관절을 거의 90° 굴곡 시키고 전완을 회외한다. 환자의 수배부가 검사자를 향하게 하여 관절을 편안한 상태로 두게 한다.

검사자는 한쪽 손으로 환자의 수부 또는 삼각골을 고정하고, 다른 한쪽 손 엄지손가락은 환자의 척골원위단(distal end of ulna) 수배측에 대고, 수장측에는 제2지 근위 및 원위지절간관절 또는 제2, 3지를 댄다. 검사자는 환자의 삼각골 사이에서 척골원위단의 수장측, 수배측 방향 관절운동을 살핀다. 수장측 또는 수배측을 살핀 후, 반대쪽을 살필 때에는 반드시 중간 위치에 한 번 정지시킨 다음에 시행하도록 한다(**사진 29**).

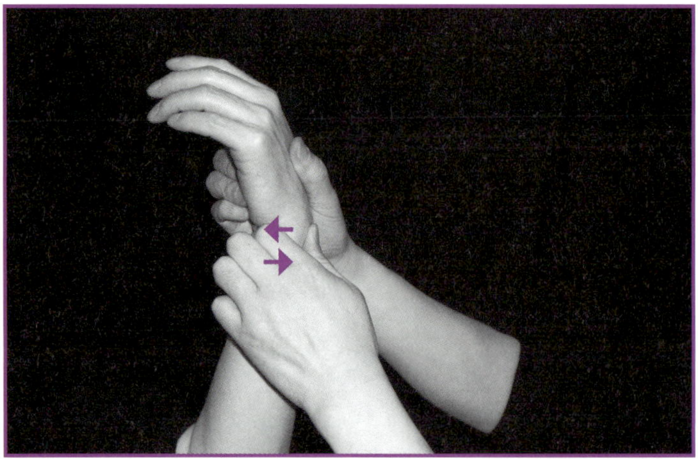

사진 29 전, 후측 방향

척골(원위요척관절, distal radioulnar joint)

❶ 전, 후측 방향
❷ 전, 후측 회전

환자의 주관절을 거의 90° 굴곡 시키고 전완을 회외시킨다. 환자의 수배부가 검사자를 향하게 하여 관절을 편한 상태로 두게 한다.

❶ 전, 후측 방향

검사자는 환자의 원위요골 수배측에 한쪽 손 엄지손가락을, 수장측에 제2, 3지의 중절골, 원위지골을 두고 환자의 요골을 고정한다. 다른 손 엄지손가락으로 환자의 척골원위단의 수배

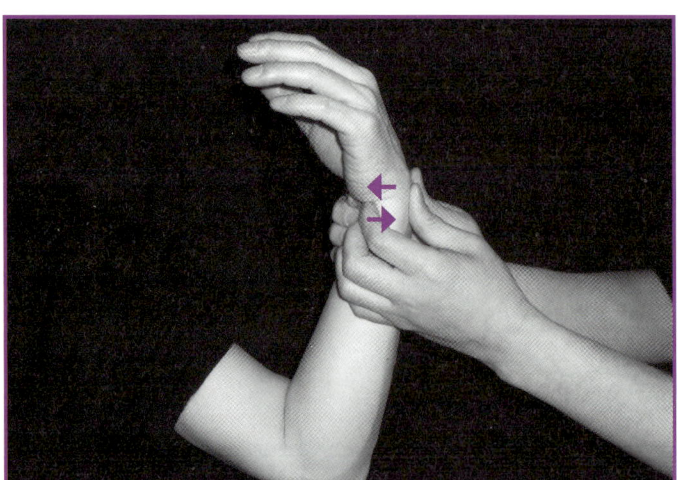

사진 30 전, 후측 방향

측을 제2지 중절골, 원위지골 또는 제2, 3지로 수장측을 잡고 척골원위단을 전후로 움직여 수장측, 수배측 방향 관절운동을 살핀다. 수장측 또는 수배측을 살핀 후에 반대쪽을 살필 때에는 반드시 중간 위치에 한 번 정지시킨 다음에 시행하도록 한다(**사진 30**).

❷ 전, 후측 회전

검사자는 환자의 원위요골 수배측에 한쪽 엄지손가락을, 수장측에 제2, 3지의 중절골, 원위지골을 두고 환자의 요골을 고정한다. 다른 한쪽 엄지손가락으로 환자의 척골원위단의 수배측을 잡고, 제2지의 중절골, 원위지골 또는 제2, 3지로 수장측을 잡고, 전후측 회전 관절운동을 살핀다. 이때 검사자는 전완 및 상완을 옆으로 들어 어깨 중심의 회전 움직임을 살피도록 한다. 전측 또는 후측 회전을 살핀 후에 반대쪽을 살필 때에는 반드시 중간 위치에 한 번 정지시킨 다음에 시행하도록 한다(**사진 31**).

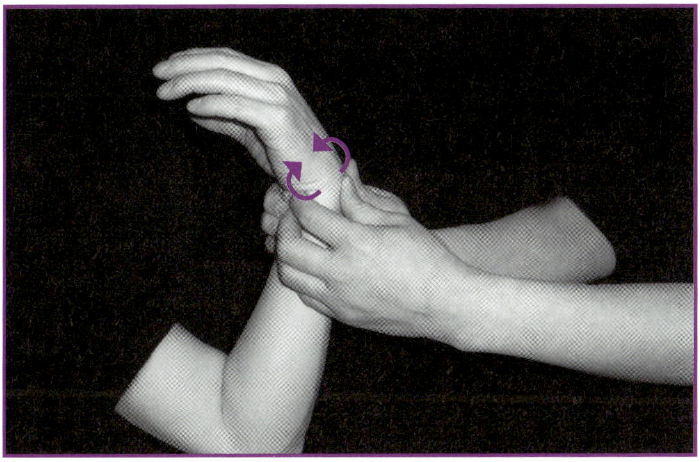

사진 31 **전, 후측 회전**

〈간접법〉

수근중앙관절

❶ 전, 후측 방향

❷ 요, 척측 방향

검사법은 직접법과 거의 같지만, 장축 방향은 없다. 직접법보다 약한 힘으로 가볍게 시행한다. 관절운동이 크게 움직이는 쪽으로 조작한다. 전측 방향의 조작방법을 나타낸다(**사진 32**).

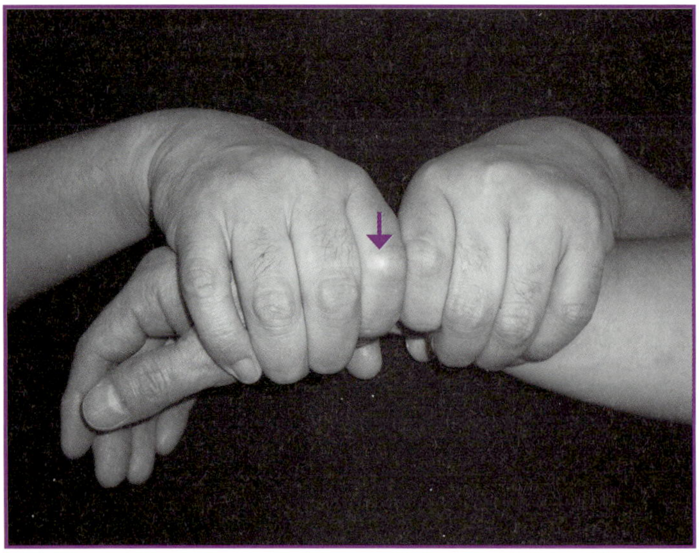

사진 32
전측 방향 조작방법

삼각골, 월상골 등의 수근골

❶ 전, 후측 방향

검사법은 직접법과 거의 같지만, 직접법보다 약하고 가볍게 시행한다(직접법과 마찬가지로 두상골 이외의 모든 수근골의 움직임을 살핀다). 관절운동이 크게 움직이는 방향으로 조작한다.

삼각골의 전측 방향 조작방법을 나타낸다(**사진 33**).

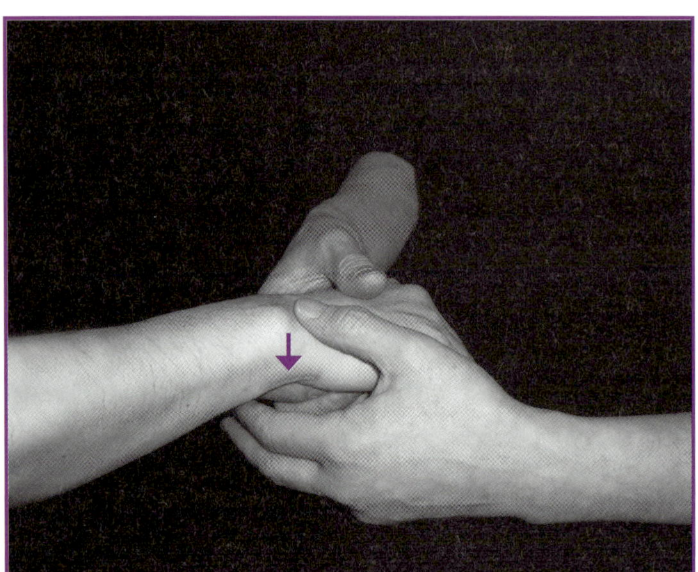

사진 33
삼각골의 전측 방향 조작방법

요골수근관절

❶ 전, 후측 방향
❷ 요, 척측 방향

검사법은 직접법과 거의 같지만, 장축 방향은 없다. 직접법보다 약한 힘으로 가볍게 시행한다. 관절운동이 크게 움직이는 방향으로 조작한다.

요측 방향 조작방법을 나타낸다(**사진 34**).

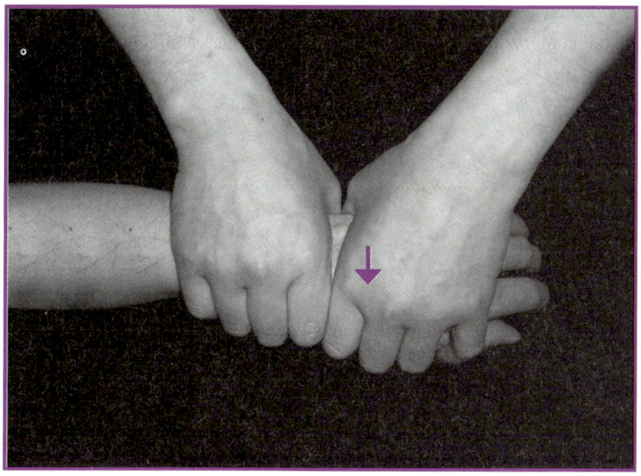

사진 34 요측 방향 조작방법

척골

❶ 삼각골 사이에서 전, 후측 방향

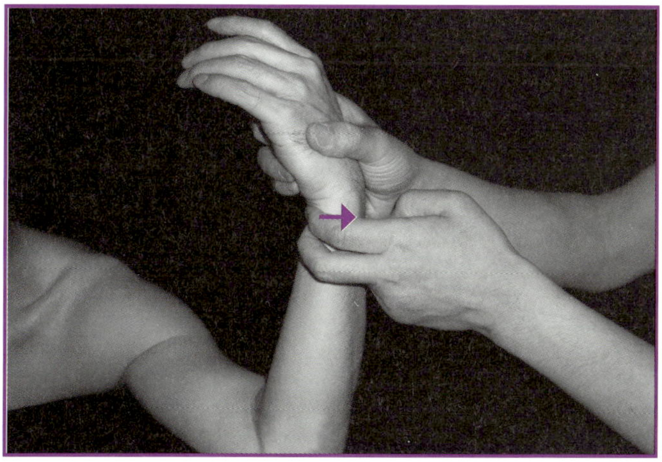

사진 35 후측 방향 조작방법

검사법은 직접법과 거의 같지만, 직접법보다 약한 힘으로 가볍게 시행한다. 관절운동이 크게 움직이는 쪽으로 조작한다.

후측 방향 조작방법을 나타낸다(**사진 35**).

척골(원위요척관절)

❶ 전, 후측 방향

❷ 요, 척측 방향

검사법은 직접법과 거의 같지만, 직접법보다 약한 힘으로 가볍게 시행한다. 관절운동이 크게 움직이는 쪽으로 조작한다.

전측 방향 조작방법을 나타낸다(**사진 36**).

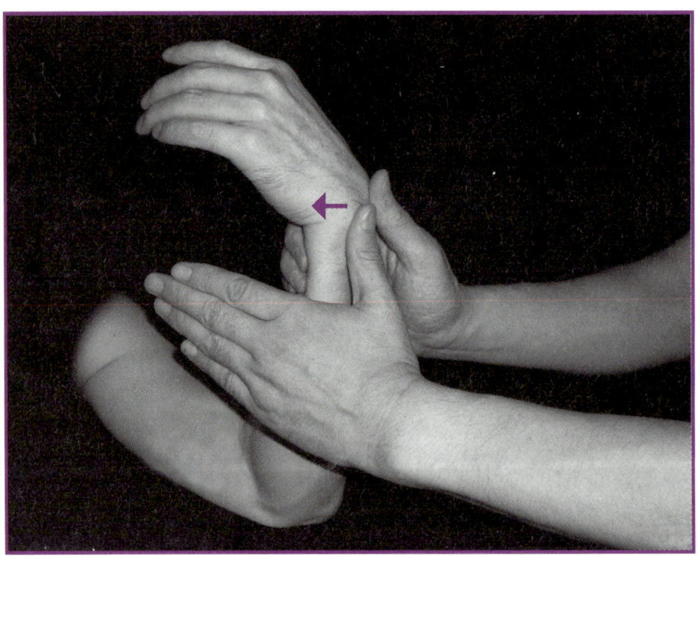

사진 36
전측 방향 조작방법

5 주관절

〈직접법〉

주관절(elbow joint)

❶ 전완골 · 장축 방향
❷ 내, 외측 경사 방향
❸ 내, 외측 방향
❹ 상완골 · 장축 방향

전완골 장축 방향 및 내외측 경사 방향 검사에서 검사자는 앉거나 서고, 환자는 앉는다. 상완골 장축 방향 및 내외측 방향에서는 환자를 바로 눕게 한 후 시행한다. 환자의 관절은 편한 상태로 두게 한다.

❶ 전완골 · 장축 방향

환자의 팔꿈치는 90° 굴곡위 자세를 취하게 하고, 전완(forearm)은 중간위 자세를 취하게 한다. 검사자는 외측 손을 검사 받는 환자 손의 상완골원위단 앞에 두고 환자의 팔꿈치를 고정시킨 후, 내측 손으로 환자의 수관절 부근을 잡는다. 외측 손으로 환자의 팔꿈치를 후방(posterior)으로 누르듯이 고정하고, 내측 손으로는 전완골의 장축 방향으로 견인하여 관절운동을 본다. 이때, 연부조직을 이완시킨 후, 검사하도록 한다(**사진 37**).

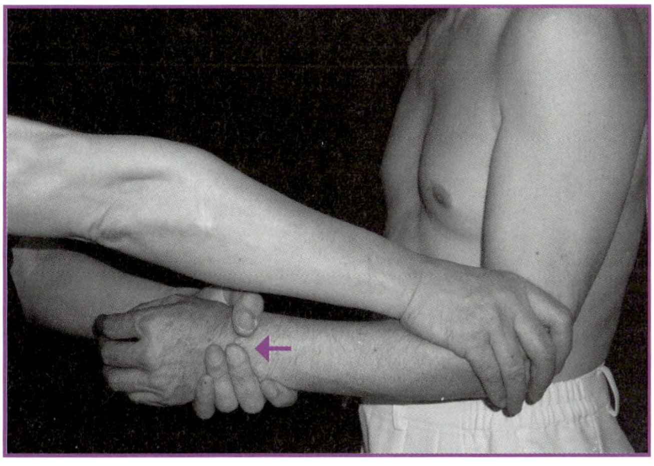

사진 37 전완골 · 장축 방향

❷ 내, 외측 경사 방향

환자의 어깨, 견관절을 조금 굴곡 시키고 전완은 중간위 또는 회외위 자세를 취하게 한다. 검사자는 그 앞에 선다. 검사자는 한쪽 손으로 전완을 들어 고정하고, 다른 한쪽 손 엄지손가락과 제2지 사이의 손갈퀴 부위로 내측, 외측 관절운동을 살피는데, 이때 상지가 회전하지 않도록 고정한다. 내측 방향 조작방법을 나타낸다(**사진 38**). 외측 방향의 조작은 손을 바꾸어 시행한다.

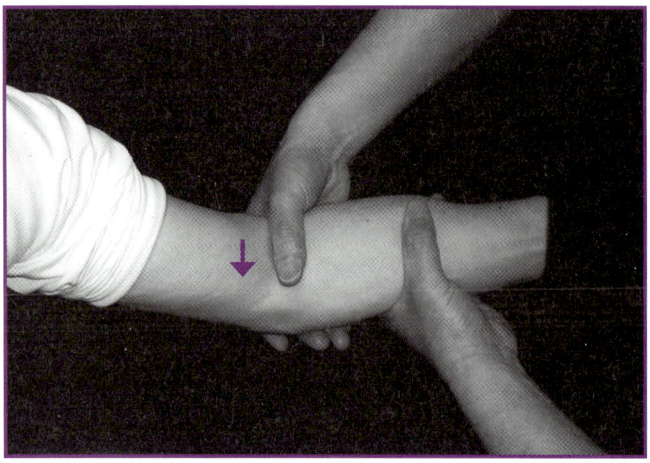

사진 38 내측 방향

❸ 내, 외측 방향

환자는 누운 자세에서 손바닥을 위로 하여 주관절을 신전 시키듯 올려놓은 후 수관절 배측의 근위 부근 아래에 수건 등을 놓고 약간 굴곡시킨다.

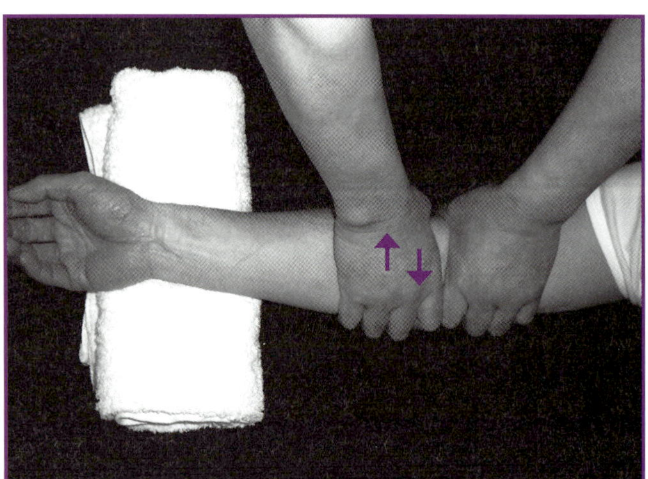

사진 39 내, 외측 방향

검사자는 환자의 주관절을 향해 위치한다. 환자의 머리 쪽 손으로 환자의 주관절 부근 상완을 고정시키고, 환자의 다리 쪽 손으로 주관절 원위의 전완을 잡고 내, 외측 방향 관절운동을 살핀다. 내측 또는 외측 방향을 살핀 후에 반대쪽을 살필 때에는 반드시 중간 위치에 한 번 정지시킨 다음에 시행하도록 한다(**사진 39**).

❹ 상완골 · 장축 방향

환자는 누운 자세에서 주관절을 회외위 자세로 하여 90° 굴곡시킨다. 검사자는 환자의 머리 쪽을 향하여 위치한다. 양손의 소지구를 환자의 전완 근위부에 대고 양 손바닥으로 잡아 상완골의 장축 방향으로 척골을 견인하여 관절운동을 살핀다. 이때 연부조직을 이완시킨 후, 검사하도록 한다(**사진 40**).

변형 방법으로 한쪽 손으로 상완골을 고정하고, 다른 한 손으로 전완 근위부를 잡아 척골을 상완골 장축 방향으로 견인한다. 이때 연부조직을 이완시킨 후, 검사하도록 한다(**사진 41**).

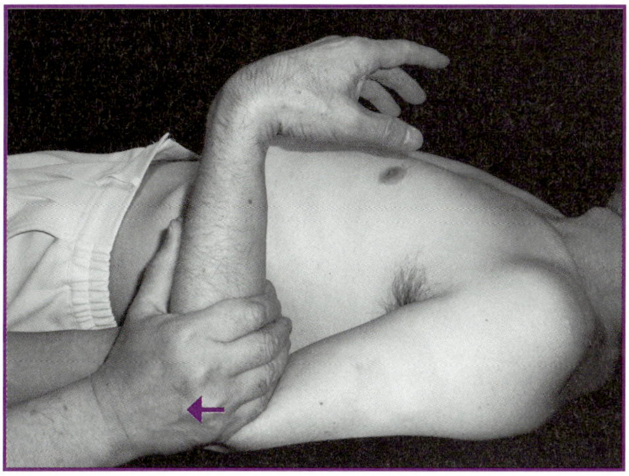

사진 40 상완골 · 장축 방향 1

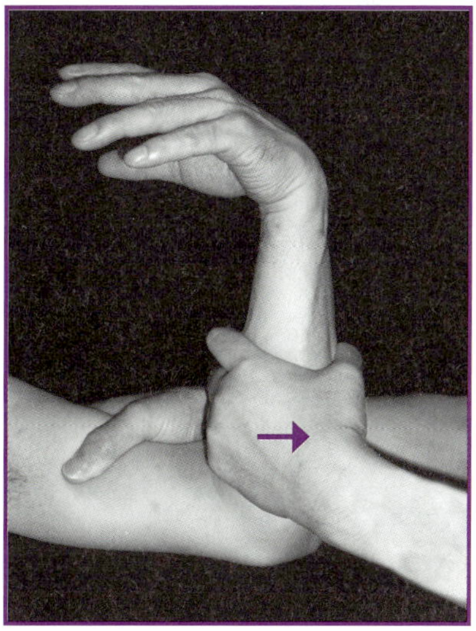

사진 41
변형 방법: 상완골 · 장축 방향 2

요골(근위요척관절, proximal radioulnar joint)

❶ 전, 후측 방향

환자가 누워있을 때는 침대 위에, 앉아 있을 때는 책상 위에 전완을 올려놓는다. 검사자는 환자의 관절을 편한 상태로 두게 한다.

❶ 전, 후측 방향

검사자는 환자의 전완 외측을 마주 보고 위치한다. 검사자의 양쪽 엄지손가락을 환자의 요골 외측에, 양쪽 제2, 3지를 요골 내측에 댄다. 다른 손가락으로 척골을 가볍게 고정하고, 요골 근위부를 전, 후 방향으로 움직여 관절운동을 살핀다. 전측 또는 후측을 살피고 반대쪽을 살필 때에는 반드시 중간 위치에 한 번 정지시킨 다음에 시행하도록 한다(**사진 42**).

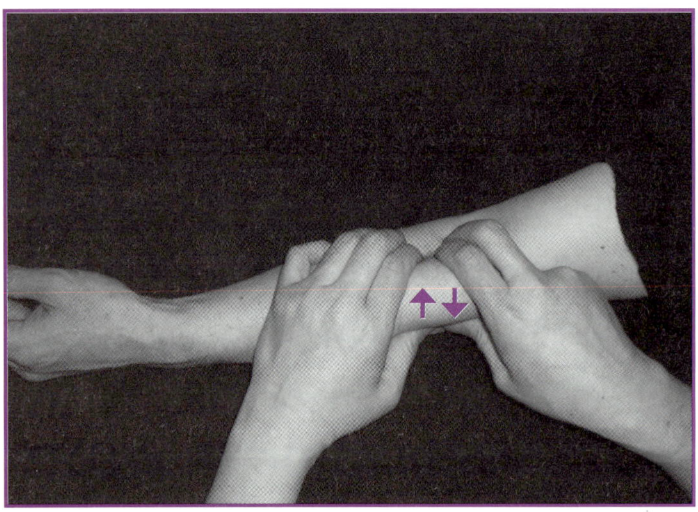

사진 42 **전, 후측 방향**

〈간접법〉

주관절

❶ 내, 외측 경사 방향
❷ 내, 외측 방향
❸ 전완 · 회내 굴곡 방향
❹ 전완 · 회외 굴곡 방향

검사자는 서거나 앉고 환자는 내, 외측 경사 방향에서는 앉아서 내, 외측 방향, 전완 · 회내 및 회외 굴곡 방향에서는 누워서 검사를 시행한다. 환자의 관절을 편한 상태로 두게 한다.

❶ 내, 외측 경사 방향

검사법은 직접법과 거의 같지만 앉아 있는 환자에게 직접법보다 약한 힘으로 가볍게 조작을 시행한다. 관절운동이 크게 움직이는 방향으로 조작한다.

외측 방향의 조작방법을 나타낸다**(사진 43)**.

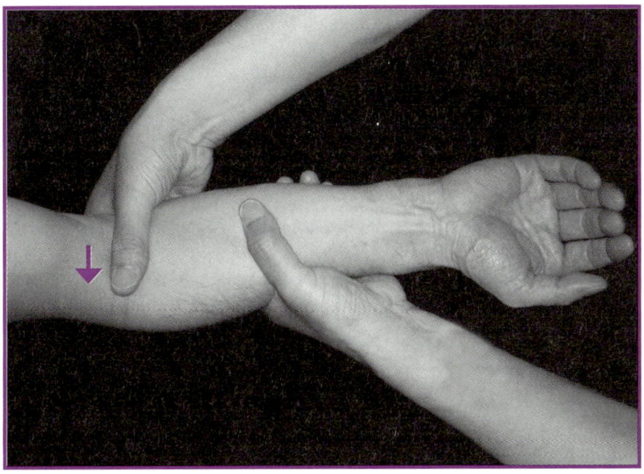

사진 43
외측 방향 조작방법

❷ 내, 외측 방향

검사법은 직접법과 거의 같지만, 직접법보다 약한 힘으로 가볍게 시행한다. 관절운동이 크게

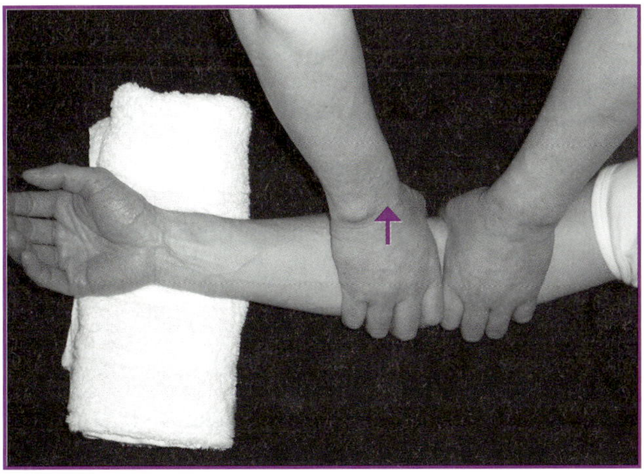

사진 44 외측 방향 조작방법

움직이는 방향으로 조작한다. 외측 방향 조작방법을 나타낸다(**사진 44**).

❸ 전완 · 회내 굴곡 방향

검사자는 외측 손 또는 내측 손으로 환자의 전완을 회내시켜, 수관절보다 조금 아래를 잡고 주관절(완요관절)을 굴곡시킨다. 검사자는 외측 손이나 내측 손의 전완 또는 소지구를 환자의 완요관절 사이에 끼고, 환자의 주관절을 굴곡시킨다. 검사자의 전완 또는 소지구에 압력이 가해지는 부분에서 멈춘다(조금 시간이 걸릴 가능성이 있다)(**사진 45**).

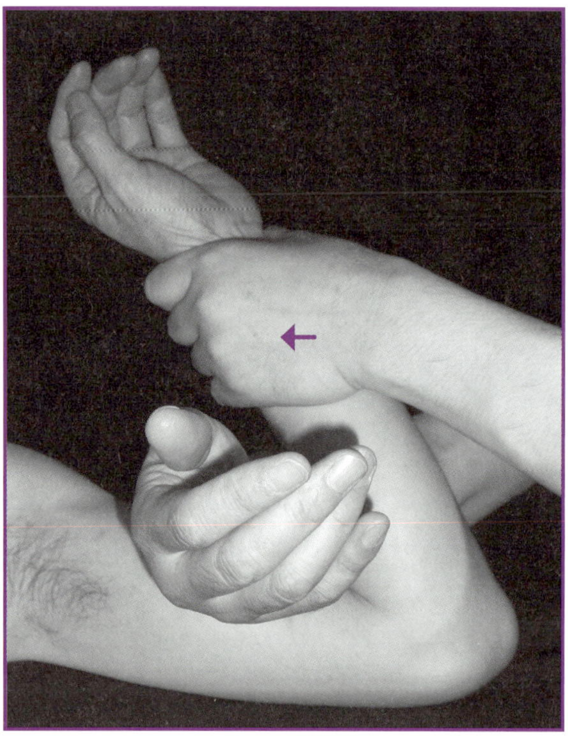

사진 45 전완 · 회내 굴곡 방향

❹ 전완 · 회외 굴곡 방향

검사자는 외측 손으로 환자의 전완을 회외위로 두게 하고 수관절보다 조금 아래쪽을 잡아 주관절(완척관절)을 굴곡해간다. 검사자는 내측 손의 전완 또는 소지구를 환자의 완척관절 사이에 끼고 환자의 주관절을 굴곡시킨다. 검사자의 전완 또는 소지구에 압력이 가해지는 부분에서 멈춘다(조금 시간이 걸릴 가능성이 있다)(**사진 46**).

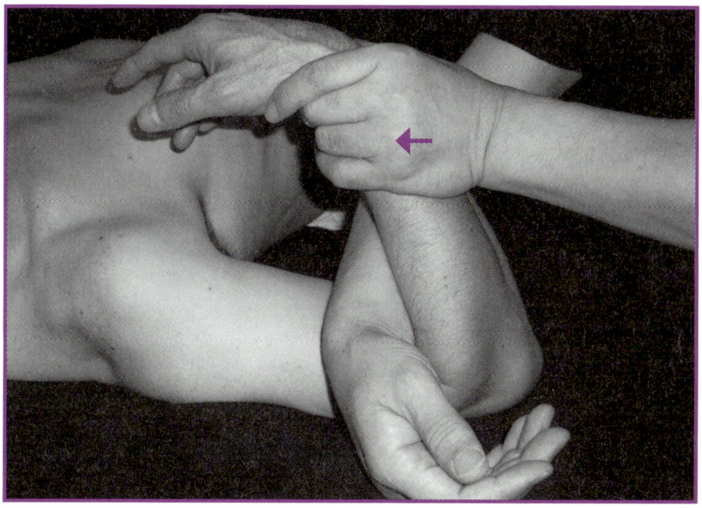

사진 46
전완 · 회외 굴곡 방향

요골(근위요척관절)

❶ 전, 후측 방향

검사법은 직접법과 거의 같지만 직접법보다 약한 힘으로 가볍게 시행한다. 관절운동이 크게 움직이는 방향으로 조작한다.

전측 방향 조작방법을 나타낸다(**사진 47**).

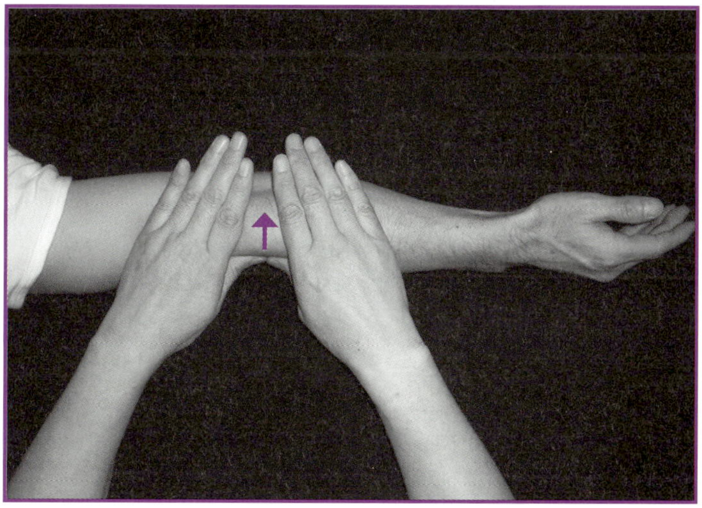

사진 47
전측 방향 조작방법

6 견관절

〈직접법〉

상완골(humerus)

❶ 외측 방향
❷ 전측 방향
❸ 하측 방향
❹ 후측 방향
❺ 후, 하측 방향
❻ 후, 외측 방향
❼ 외회전 방향

환자는 눕게 하고 검사자는 환자의 견관절 옆쪽에 위치하여 검사를 시행한다. 환자의 몸은 침대 끝 쪽에 눕혀서 시행하는데, 몸이 침대와 떨어지지 않도록 한다. 오십견 등으로 견관절이 굴곡되지 않는 경우는 굴곡이 가능한 범위에서 시행한다.

❶ 외측 방향

검사자의 내측 손을 환자의 액와, 상완골 근위부 내측에 둔다. 외측 손을 주관절 후외측부에 두고, 환자의 상완골 원위부를 환자의 몸 쪽에 붙이듯이 중간 위치에 고정시킨다. 내측 손으로 상완골두를 관절와보다 바깥쪽으로 움직여 관절운동을 살핀다. 이때, 우선 연부조직을 이완시킨다(**사진 48**).

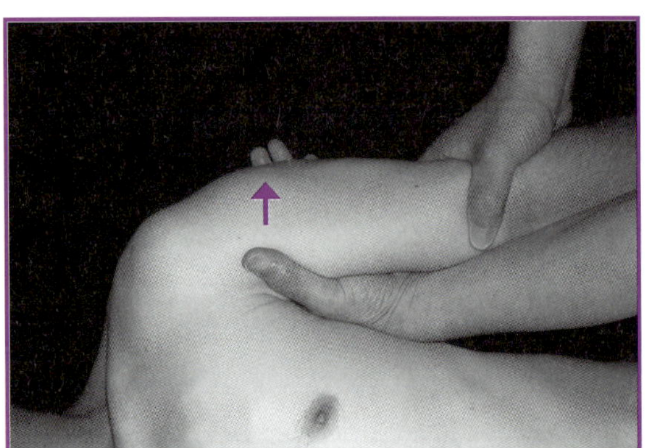

사진 48 외측 방향

❷ 전측 방향

검사자의 내측 손을 환자의 액와, 상완골 근위부 후측에 둔다. 외측 손을 주관절 후외측부에 두고, 환자의 상완골 원위부를 환자의 몸 쪽에 붙이듯이 고정한다. 내측 손으로 상완골두를 관절와보다 전방에서 움직여 관절운동을 살핀다. 이때, 우선 연부조직을 이완시킨 후 시행한다 **(사진 49)**.

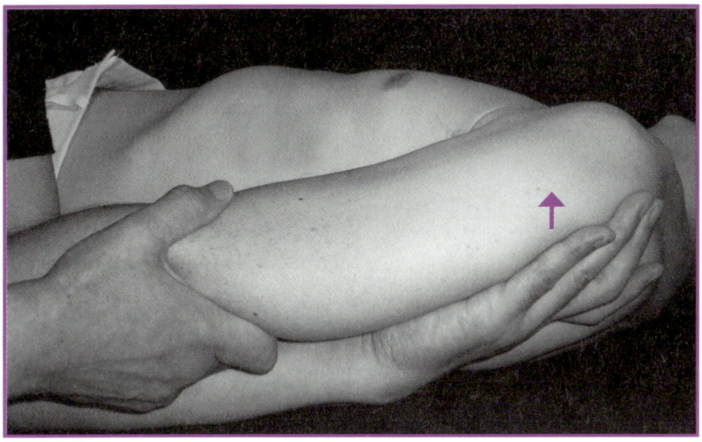

사진 49 전측 방향

❸ 하측 방향

검사자의 내측 손을 환자의 액와, 상완골 상단부 내측에 둔다. 외측 손으로 주관절 후외측을 쥐고 주관절을 들어 올려 상완골두를 관절와보다 아래쪽으로 움직여 상완골 상단부 내측에 있는 내측 손으로 관절운동을 살핀다. 이때, 우선 연부조직을 이완시킨 후 시행한다**(사진 50)**.

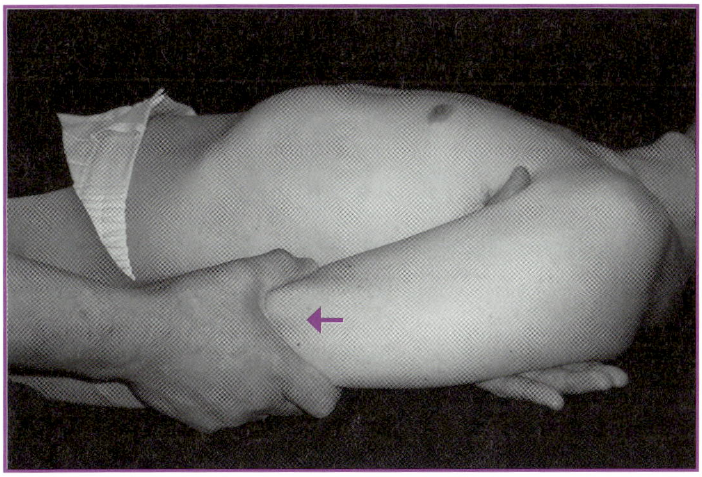

사진 50 하측 방향

④ 후측 방향

검사자의 내측 손은 환자의 주두에 두고, 환자의 상완골두 아래에 외측 손의 손바닥을 두도록 한다. 환자의 견관절을 90°로 굴곡시켜 내측 손으로 주두에서 상완골두로 누르고, 외측 손으로 후방(posterior)까지 관절운동을 살핀다. 이때, 우선 연부조직을 이완시킨 후 시행한다 **(사진 51)**.

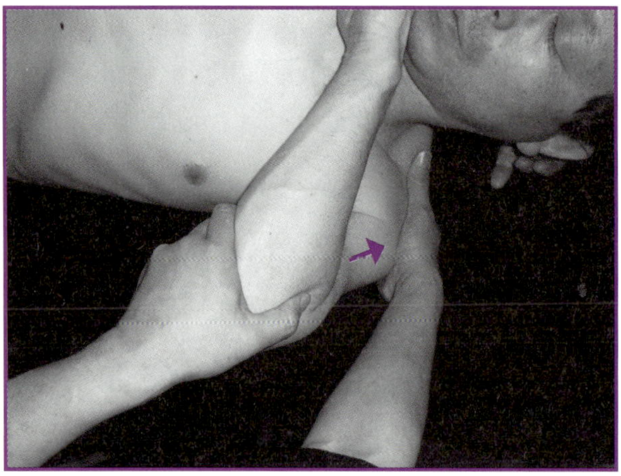

사진 51　후측 방향

⑤ 후, 하측 방향

검사자는 환자의 견관절을 90° 가깝게 굴곡시키고, 환자의 다리 쪽에서 어깨를 마주 보고 위치한다. 검사자는 환자의 상완골 근위부에 양손을 깍지 껴서 두고, 환자의 상완골 원위부에 검사자의 내측 어깨를 대어 조작 시의 지점으로 삼는다. 환자의 상완골두를 후방으로 누르면서

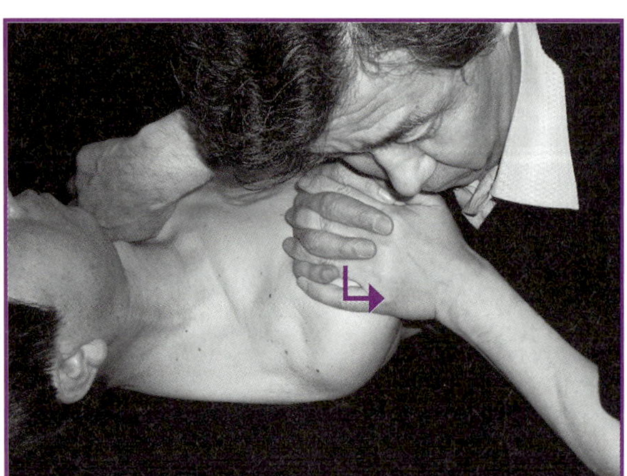

사진 52　후, 하측 방향

아래쪽으로 끌어내려 관절운동을 살핀다. 견관절의 느슨함을 방지하기 위해 검사자는 어깨로 환자의 상완골 원위부를 누르면서 시행한다(**사진 52**).

❻ 후, 외측 방향

검사자는 환자의 견관절을 90° 가깝게 굴곡, 환자의 외측에서 어깨를 마주 보고 위치한다. 검사자는 환자의 상완골 근위부에 양손을 합쳐서 두고, 환자의 상완골 근위부를 검사자의 외측 어깨에 대고 조작 시의 지점으로 삼는다. 환자의 상완골두를 후방으로 누르면서 외방(exterior)으로 끌어 관절운동을 살핀다. 검사자는 견관절의 느슨함을 없애기 위해서 어깨로 환자의 상완골 원위부를 누르면서 시행한다(**사진 53**).

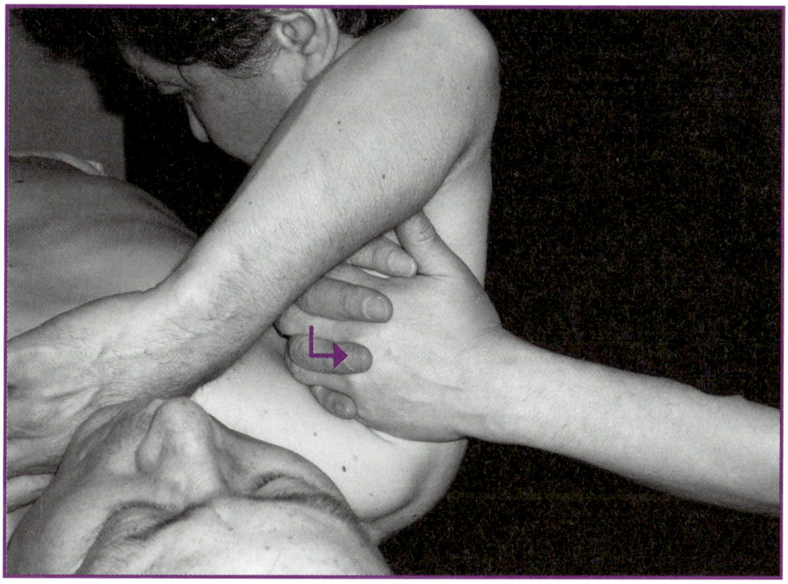

사진 53
후, 외측 방향

❼ 외회전 방향

환자의 상지는 주관절 굴곡 상태로 환자의 몸 쪽에 두고, 검사자는 환자의 주관절 옆쪽에 위치한다. 검사자의 내측 손으로 환자의 굴곡된 주관절을 잡고, 외측 손으로 상완골 근위부 또는 전완부를 눌러 견관절 외회전의 수의운동이 시행되는 범위에서의 느슨함을 없애고 관절운동을 살핀다(**사진 54**).

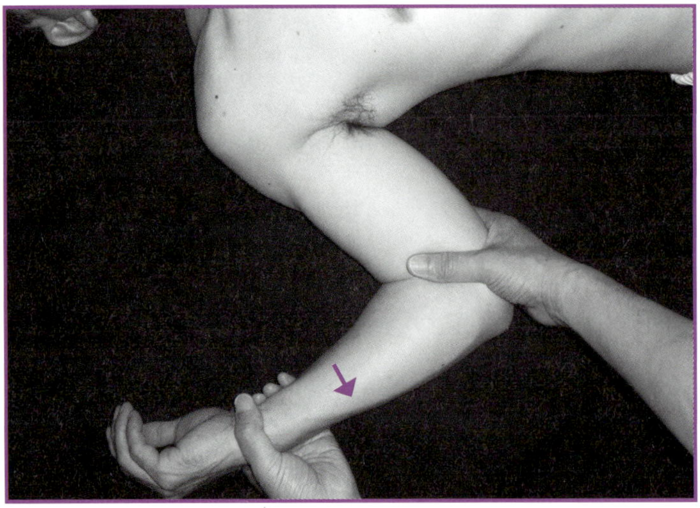

사진 54 외회전 방향

쇄골(clavicle)

❶ 견쇄관절 : 상, 하측 방향

❷ 흉쇄관절 : 상, 하측 방향

견쇄관절, 흉쇄관절의 운동 제한은 견관절 수의운동에 방해가 된다. 견쇄관절 및 흉쇄관절의 운동은 모두 불수의운동이다.

환자는 눕고 검사자는 환자의 다리 쪽에서 쇄골을 마주보고 위치한다.

❶ 견쇄관절: 상, 하측 방향

검사자는 환자의 쇄골 외측 1/3을 양쪽 엄지손가락과 양쪽 제2, 3지로 잡고 상방측(superior),

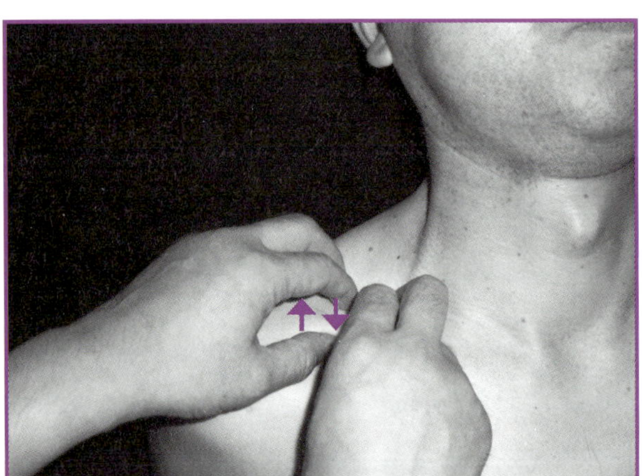

사진 55 상, 하측 방향

하방측(inferior) 방향 관절운동을 살핀다. 상방측 또는 하방측을 살핀 후, 반대쪽을 살필 때에는 반드시 중간 위치에 한 번 정지시킨 다음에 시행하도록 한다(**사진 55**).

❷ 흉쇄관절: 상, 하측 방향

검사자는 환자의 쇄골 내측 1/3을 양쪽 엄지손가락과 양쪽 제2, 3지로 잡고 상방측, 하방측 방향 관절운동을 살핀다. 상방측 또는 하방측을 살핀 후, 반대쪽을 살필 때에는 반드시 중간 위치에 한 번 정지시킨 다음에 시행하도록 한다(**사진 56**).

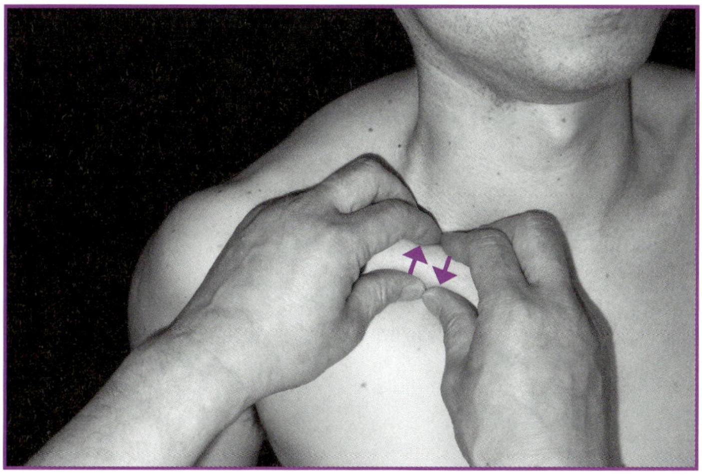

사진 56 **상, 하측 방향**

견갑골(scapula)

❶ 상, 하측 방향
❷ 내, 외측 방향

견관절운동에 의해 견갑골과 흉곽에서 구성된 가성관절로, 견갑골은 흉곽상에서 운동하고 있다. 견갑골을 잡기 위해서는 검사자, 환자가 모두 긴장을 풀도록 한다.

환자는 옆으로 돌아 눕고 검사자는 환자의 앞에 위치한다.

❶ 상, 하측 방향

검사자는 아래쪽 손을 환자의 견갑골 하각 부근에 두고, 위쪽 손을 견봉 및 견갑골 상부에 둔다. 아래쪽 손으로 견갑골을 머리 쪽으로 움직여 위쪽 손으로 견갑골의 움직임과 위치를 확인한다(**사진 57**).

검사자는 위쪽 손을 환자의 견봉 및 견갑골 상부에 두고, 아래쪽 손을 견갑골 하각 부근에 둔다. 위쪽 손으로 견봉 및 견갑골을 발쪽으로 움직이며 아래쪽 손으로 견갑골의 움직임, 위치를 확인한다(**사진 58**).

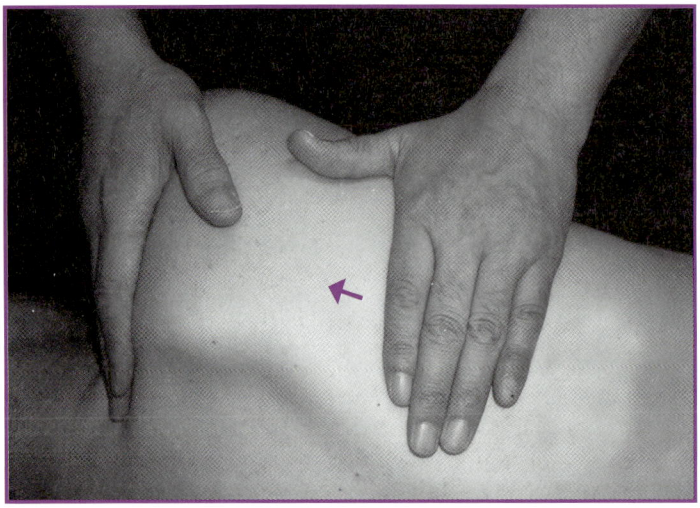

사진 57 상측 방향

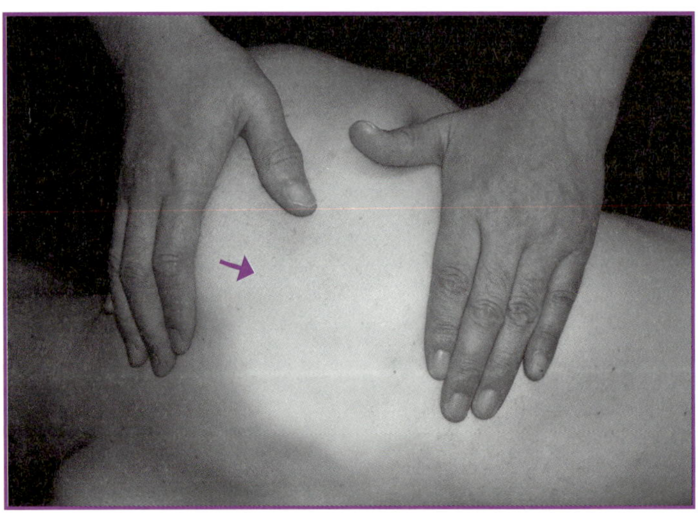

사진 58 하측 방향

❷ 내, 외측 방향

검사자는 다리 쪽 손을 환자의 액와측 부근 견갑골에 두고, 위쪽 손을 견봉상 및 견갑골 외측에 둔다. 양손으로 견갑골 내측으로 움직인다(**사진 59**).

검사자는 엄지손가락을 제외한 양쪽 4지를 척추 쪽 견갑골연에 대고 견갑골을 외측으로 움직인다(**사진 60**).

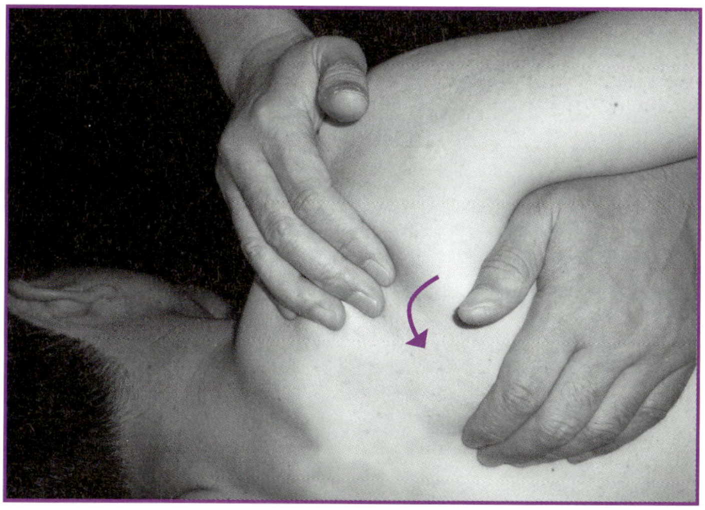

사진 59 내측 방향

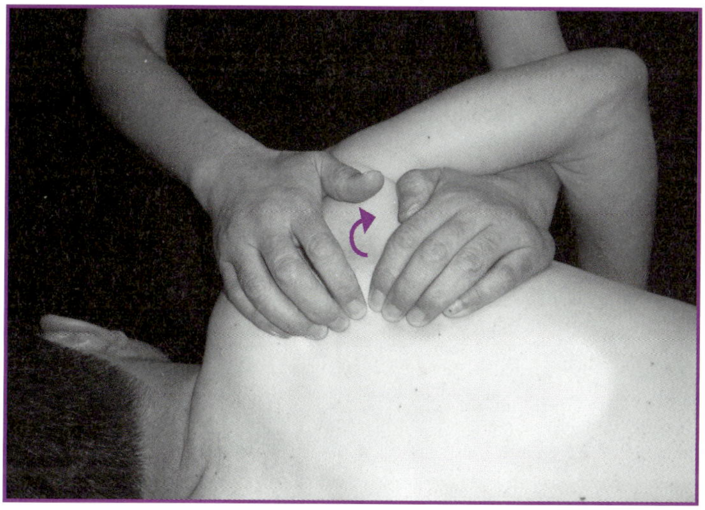

사진 60 외측 방향

〈간접법〉

상완골

❶ 외측 방향

❷ 전, 후측 방향

외측 및 전후측 방향만 시행한다. 검사자는 환자가 누워있는 상태에서 검사한다. 환자를 침대 끝 쪽에 눕혀서 시행하는데, 전후측을 검사할 경우는 어깨를 침대에서 떼고 시행한다. 조작은 외측 및 전후측에서 관절운동이 크게 움직이는 방향으로 시행한다.

❶ 외측 방향

검사법은 직접법과 거의 같지만, 직접법보다 약한 힘으로 가볍게 시행한다. 외측 방향 조작 방법은 관절운동이 크게 움직일 때 조작한다(**사진 61**).

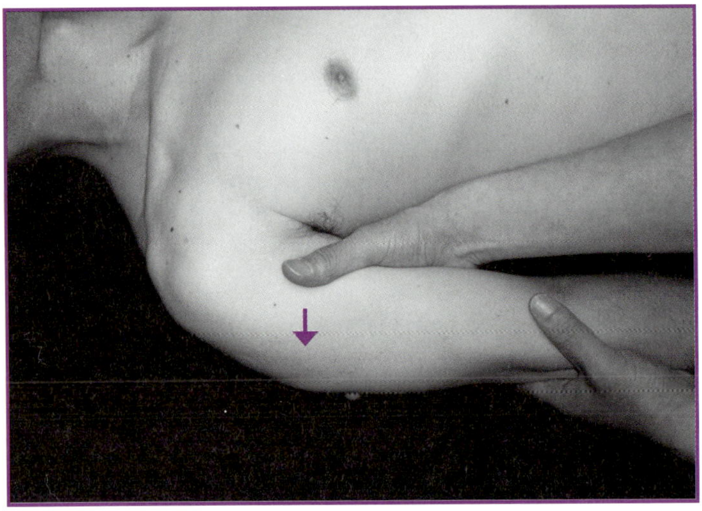

사진 61
외측 방향 조작방법

❷ 전, 후측 방향

환자는 침대로부터 어깨를 밖으로 내민다. 검사자는 환자의 견부 외측을 손바닥으로 가볍게 잡고 전후로 움직여 움직임을 확인하고(**사진 62**), 관절운동이 큰 방향으로 조작한다. 전측 방향 조작법을 나타낸다(**사진 63**).

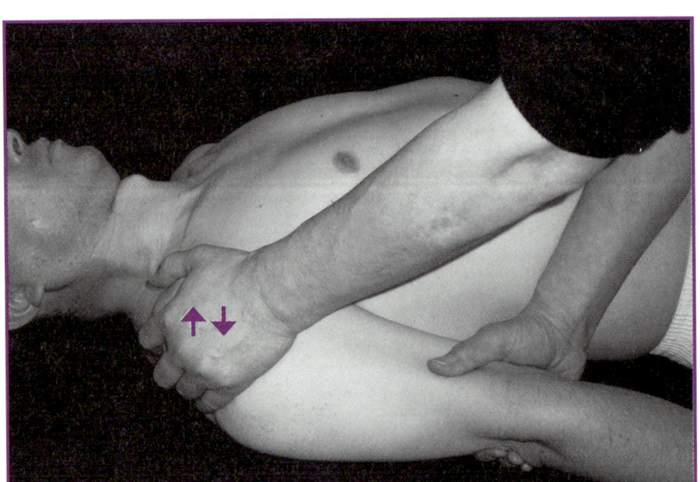

사진 62
전, 후측 방향 조작방법

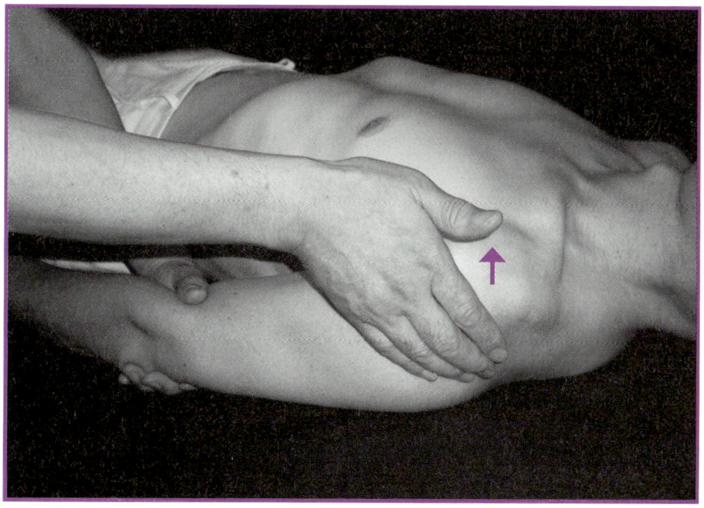

사진 63
전측 방향 조작방법

쇄골

❶ 견쇄관절: 상, 하측 방향

❷ 흉쇄관절: 상, 하측 방향

검사법은 직접법과 거의 비슷하지만, 직접법보다 약한 힘으로 가볍게 시행한다. 상하 방향으로 가볍게 움직어 움직임을 확인하고, 관절운동이 크게 움직이는 방향으로 조작한다. 견쇄관절의 상측 방향 조작법(**사진 64**), 흉쇄관절의 하측 방향 조작법을 나타낸다(**사진 65**).

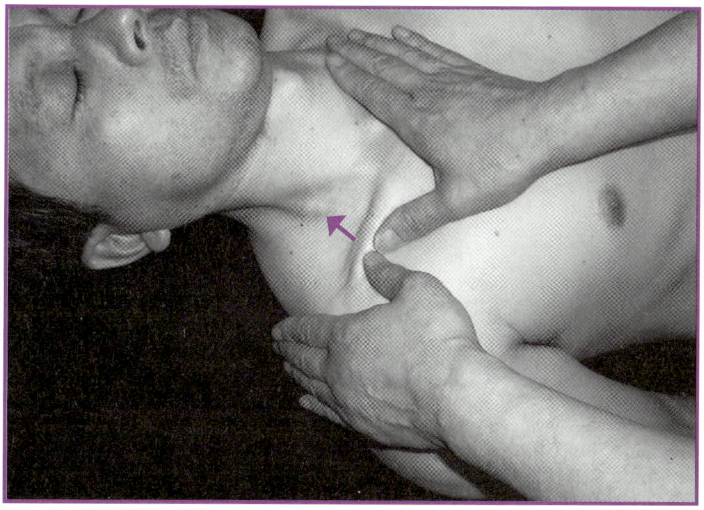

사진 64
견쇄관절: 상측 방향 조작 방법

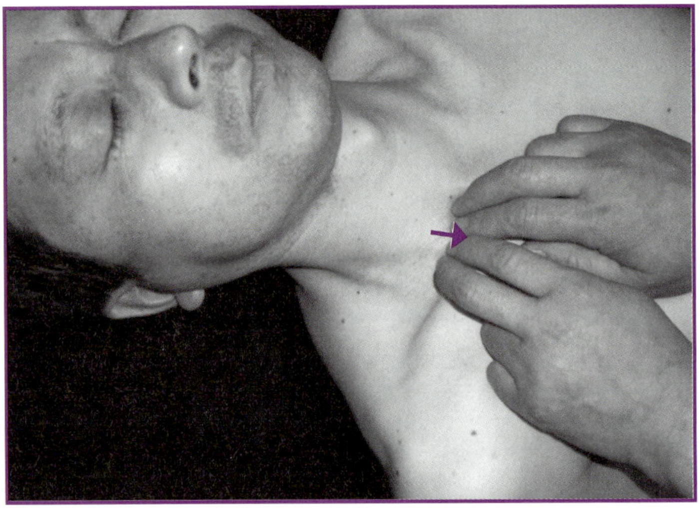

사진 65
흉쇄관절: 하측 방향 조작 방법

7 하지관절의 움직임

(1) 족관절, 족부의 움직임

족관절의 거퇴관절(talocrural articulation)은 경골 하관절면, 경골 내과(medial malleolus of tibia), 비골 외과(lateral malleolus of fibula)가 관절와를 형성하고, 거골체의 상부, 거골활차(trochlea of talus)가 관절두를 구성한다**(그림 13 거퇴관절)**.

배굴 가동범위는 20~30°, 저굴 가동범위는 30~50°, 최대 배굴과 저굴운동은 족관절뿐 아니라 작은 가동범위이긴 하나 족근간관절(intertarsal articulations)도 관여한다. 최대 배굴에서는 족근관관절이 움직임에 따라 족저의 궁형이 평탄화 되면서 배굴의 가동범위가 증가한다. 최대 저굴에서는 족근간관절의 움직임에 따라 족저의 궁형이 높아지고, 가동범위가 늘어난다.

경골과 비골은 비골 상하 양단에 상경비관절(superior tibiofibular joints), 하경비관절(inferior tibiofibular joints)로 구성되어 있다. 족관절의 배굴, 저굴 시에는 상, 하경비관절도 동시에 움직인다. 거골(talus)은 내과와 외과 사이에 끼워져 있는 것처럼 되어 있으며 그 사이의 공간은 저굴시에는 작아지고, 배굴 시에는 커진다. 운동 시에는 외과에 약간의 회전 운동이 일어난다 [I.A.Kapandji에 의하면 비골은 족관절 굴곡 시(배굴 시)에는 내회전하고, 외과는 신전 시(저굴 시)에 경도 외회전한다고 하였다[18]]. 또한 비골은 상하 방향으로도 움직이는데, 저굴 시에

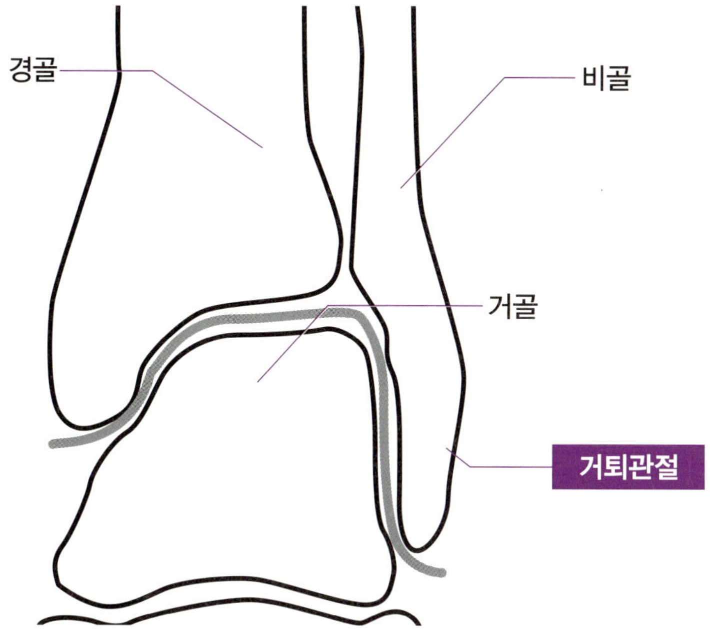

그림 13 거퇴관절

는 내려가고, 배굴 시에는 올라간다. 후경골근은 경골, 비골의 양쪽에 부착되어 있으며, 저굴 시 수축하여 내과와 외과 사이에서 거골체를 조이는 힘을 강화시킨다.

족부는 거골하관절(subtalar joint), 종입방관절(calcaneocuboid joint)과 거주관절(talonavicular joint)로 구성된 횡족근관절(transverse tarsal joint), 족근중족관절(tarsometatarsal joint), 설주관절(cuneonavicular joint)로 구성된다**(그림 14-1, 14-2 족부 관절)**. 이들은 서거나 걷는 동안 족부와 지면 사이에 발생하는 체중 부하에 대해 완충 기능을 한다. 지면의 기울기나 족부를 접촉시키는 하퇴 방향에 관계없이 족저가 지면에 밀착 되도록 한다. 또한 다리의 궁형을 변화시켜 울퉁불퉁한 지면에 족부가 대응할 수 있도록 한다.

족관절에서는 배굴, 저굴운동 외에 내전, 외전의 운동이 있다. 가동범위는 내전, 외전을 합쳐 35~45°가 되지만, 단독적으로 움직이는 일은 없다. 고관절의 내, 외회전(슬 신전위), 하퇴의 내, 외회전(슬 굴곡위)이 부가되는 경우가 많으며, 이로서 가동범위가 넓어진다. 족부의 회전운동은 족저의 외측 방향으로 운동은 전완의 회내운동과 같다. 내전, 족저의 내측(회외), 저굴, 이 세 요소의 운동이 조합되면 내반(inversion)운동이 된다. 이에 대한 외반운동은 외전, 족저의 외측(회내), 배굴의 조합이 된다.

후경골근(tibialis posterior muscle)은 주상골, 전설상골, 제2~4중족골(2nd~4th metatarsal bone), 입방골(cuboid)에 부착되어 있으며, 후경골근이 끌어 당기면, 주상골은 내측 방향으로 끌리며 거골 방향으로 움직인다. 이 주상골의 이동에 의해 설상골과 제1~3중족골도 내전하

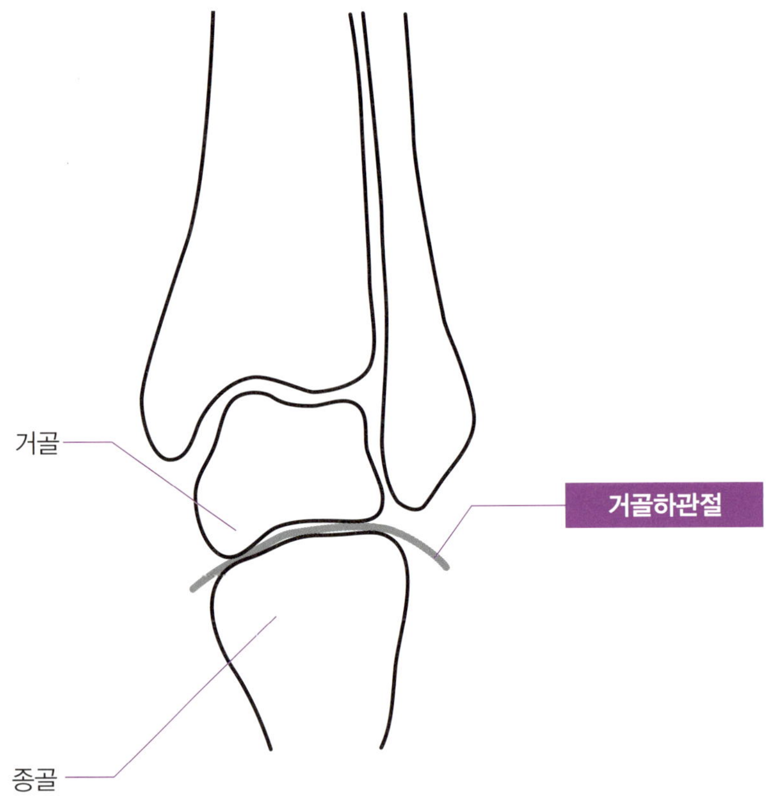

그림 14-1 족부관절

며, 내측의 족저 궁형이 올라간다.

내전운동은 후경골근에 의해 주상골이 내측으로 이동하게 되면 입방골도 함께 이동하고, 전족부는 전내측으로 움직인다. 이에 따라 주상골이 위쪽으로, 입방골이 아래쪽으로 움직이며, 종골 외측면이 아래쪽으로 움직이는 회외가 일어난다. 외전운동은 단비골근(peroneus brevis muscle)이 제5중족골저를 외전시켜, 이에 따라 입방골이 외측, 후측으로 이동한다. 또한 장비골근(peroneus longus muscle)이 제1중족골, 내측설상골(medial cuneiform bone)을 외방(exterior)으로 끌어당김에 따라 주상골도 함께 움직인다. 종골 내측면도 아래쪽을 향하여 회내가 일어난다. 이 외전운동은 거골이 종골에 부딪히며 움직임이 멈춘다.

내측, 외측설상골(lateral cuneiform bone)은 중간설상골(intermediate cuneiform bone)보다 전방(anterior)에 나와 있으며, 제2중족골은 중간설상골 앞에 들어간다(**그림 15 중간설상골과 제2중족골**). 이것은 내측, 외측설상골에 의해 만들어진 움푹 파인 부분에 들어가는 것으로 제2중족골의 가동범위는 작고, 때문에 족저 궁형의 중심이 된다.

족지의 능동운동에서는 신전이 40~60°, 굴곡은 30~40°이다. 수동운동에 의한 가동범위는 신전이 90도 이상이 되는데, 이는 보행에 필요한 움직임이다. 수동운동에 의한 가동범위는 굴곡이 45~50°이다. 족지의 신전은 외재근(extrinsic muscle)인 장무지신근(musculus extensor

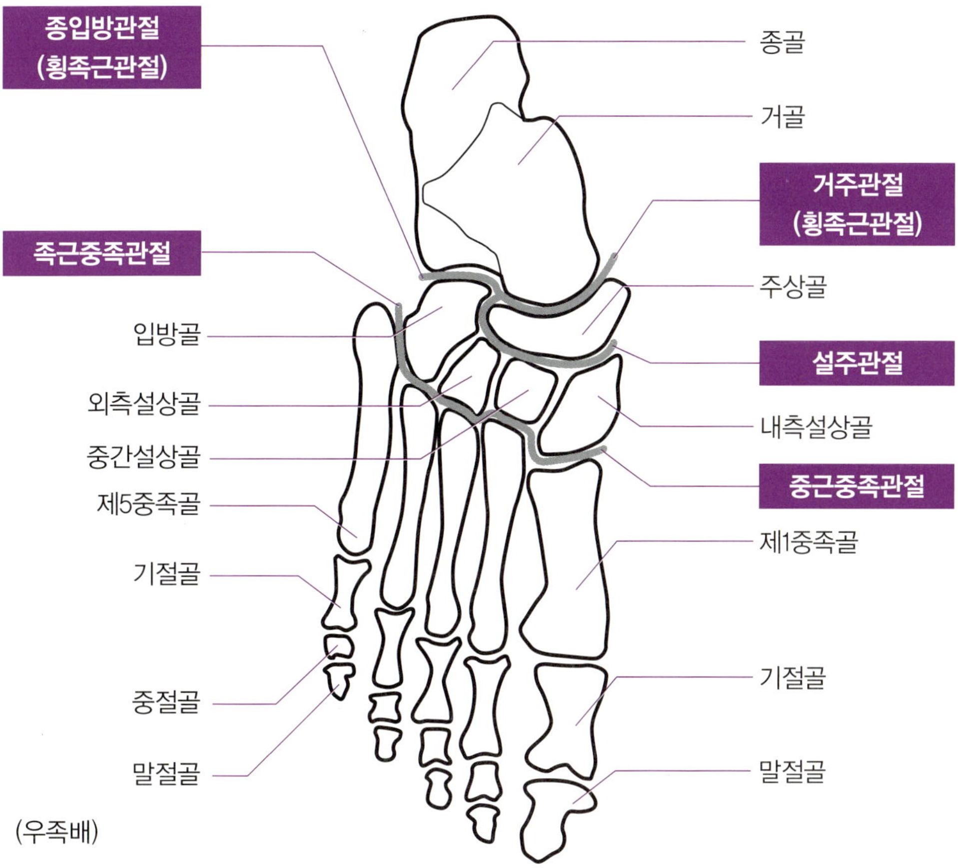

그림 14-2 족부관절

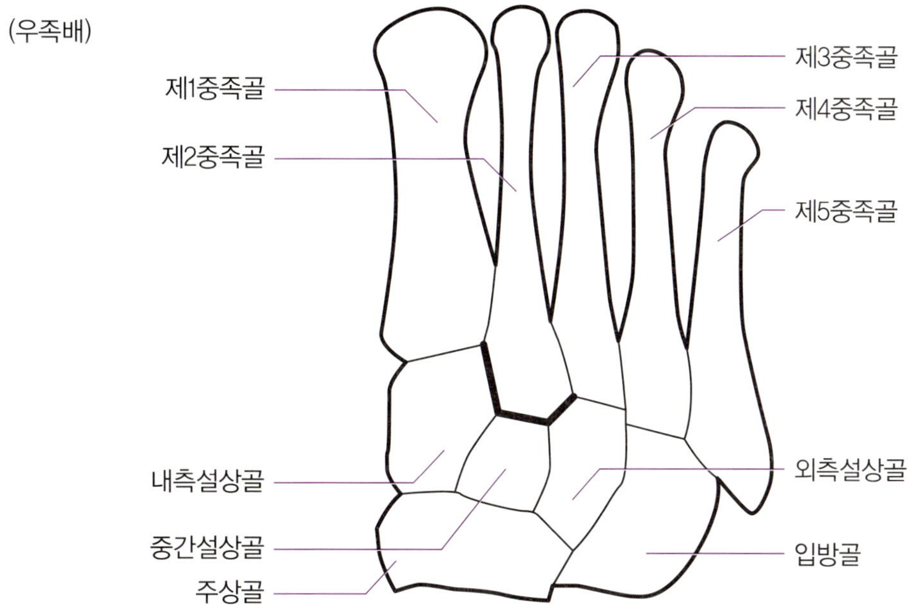

그림 15 중간설상골과 제2중족골

hallucis longus), 장지신근(extensor digitorum longus muscle), 내재근(intrinsic muscle)인 단지신근(extensor digitorum brevis muscle)의 근군에 의해 시행된다. 단지신근은 제1~4지에 부착되어 있고 제 5지의 건에는 부착되어 있지 않다. 장지신근은 엄지발가락 이외의 제2~5지에 부착되어 있다. 이 근육은 엄지발가락의 신전근임과 동시에 족관절 배굴의 기능도 있으며, 족관절 저굴근(하퇴 삼두근, triceps surae muscle)에 의해 족관절 배굴 움직임이 제한되었을 때 족지 신전의 작용이 일어난다. 장무지신근건은 엄지발가락의 원위지골에 부착된다. 이 근육도 엄지발가락의 신전근인 동시에 족관절의 배굴근으로서의 기능이 있다. 장지신근과 마찬가지로 족관절 저굴 근육에 의해 족관절 배굴 기능이 제한되었을 때 무지신근으로서의 작용이 일어난다.

단지굴근(flexor digitorum brevis muscle)은 제2~5지의 중절골에 부착되며, 장지굴근(flexor digitorum longus muscle)은 단지굴근을 가로질러 제2~5지의 말절골에 부착되어 있다. 단지굴근은 근위지절간관절을 굴곡하고, 장지굴근은 원위지절간관절을 굴곡한다. 충양근(lumbrical muscle)은 제2~5지의 중족지절관절을 굴곡하고 지절간관절을 신전한다. 배측골간근은 제2지를 중심으로 제2~4지의 외진을, 저측골간근(dorsal interosseous muscle)은 제2지를 중심으로 제3~5지를 내전, 또한 양쪽 골간근은 충양근의 보조를 돕는다.

엄지발가락의 내전근은 기절골을 비골 쪽으로 당겨 굴곡을 시행하고 있으며, 사두(oblique head)와 횡두(transverse head)의 2두로 구성된다. 사두는 입방골, 외측설상골, 제2, 3중족골저에 부착되어 있고, 횡두는 제3~5중족골두, 제3~5중족지절관절낭에 부착되어 있다. 단무지굴근도 무지내전근(musculus adductor hallucis)과 함께 엄지발가락의 굴곡을 시행한다.

족관절의 배굴에서는 장무지신근과 전경골근(tibialis anterior muscle)이 배굴과 내전을 시행하는데 내전운동은 전경골근 쪽이 강하다. 장지신근과 제3비골근도 배굴과 내전을 시행는데 외전운동은 제3비골근 쪽이 강하다. 이들 근육군들이 협력근 및 길항근으로 작용할 때 곧은 배굴이 가능해진다.

족관절의 저굴은 비복근(gastrocnemius muscle)과 가자미근(soleus muscle)으로 구성되어 있는 하퇴삼두근에 의해 시행된다. 이 근육에는 세 개의 근복이 있는데, 최종적으로는 한 개이며, 아킬레스건으로 종골 조면(calcaneal tuberosity)에 부착되어 있다. 가자미근은 단관절근(single joint muscle)이다. 비복근에는 두 개의 근복이 있으며, 이관절근으로 슬관절의 굴곡, 신전 상태에 따라 근육 길이에 변화가 생긴다. 비복근이 신장 되어 있는 슬관절 신전위에서 수축하기가 가장 쉽다. 슬관절을 굴곡하면 비복근이 이완되어 비복근에 의한 저굴이 불가능해지고, 단관절근인 가자미근에 의해서 저굴이 가능해진다. 하퇴삼두근에 의한 최대 저굴 시는 내전, 회외운동도 일어나기 때문에 족저는 후내측 방향으로 움직인다. 이것은 하퇴삼두근이 종골 조면에 부착되어 있으므로 거골하관절을 끼고 족관절에 영향을 미치기 때문이다.

족저궁개(족궁)는 만곡의 변화로 유연성을 지닌다. 이로써 신체 이동시 일어나는 체중 부하를 평탄하지 않은 지면에 적응할 수 있게 된다. 족저궁개는 보행 이동 시 완충 기능을 하게 된다.

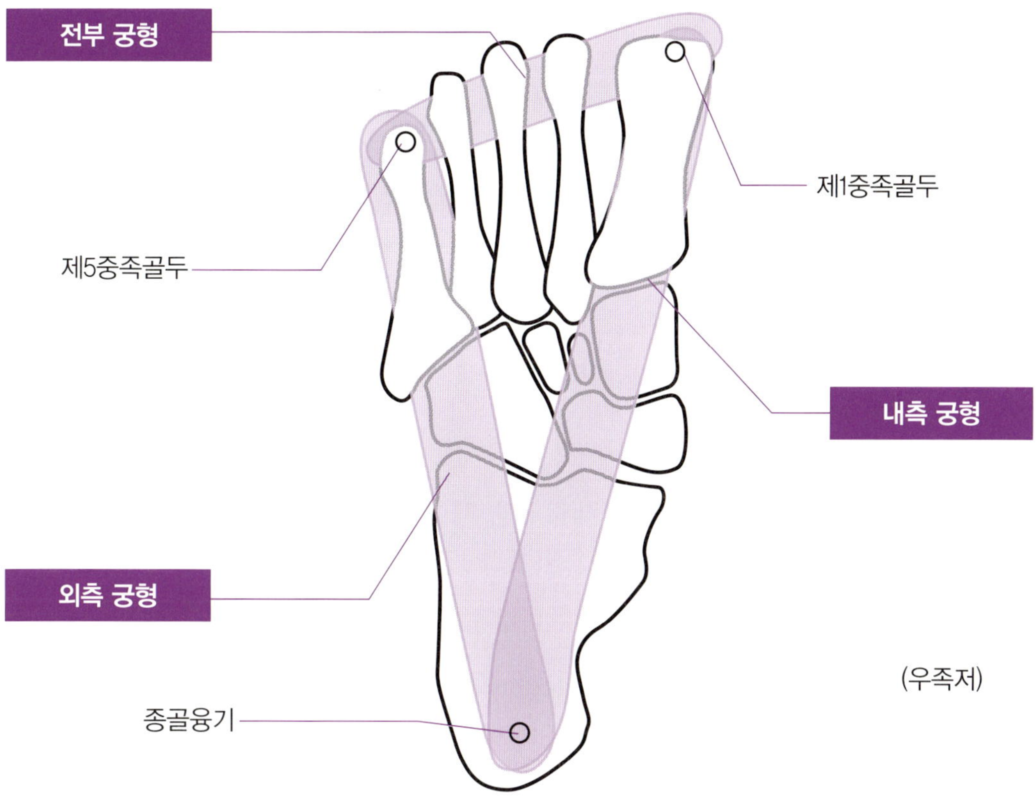

그림 16 발의 세 가지 궁형

족저궁개에는 세 개의 궁형과 세 개의 지지점이 있다. 이 지지점은 제1중족골두, 제5중족골두, 종골 조면이며 각각이 접하고 있는 점의 두 개의 궁형을 지지하고 있다**(그림 16 발의 세 개의 궁형)**. 전방에는 전부 궁형이 있으며, 가장 짧고 낮다. 외측에는 외측 궁형이 있으며, 내측에는 높고 긴 내측 궁형이 있다.

내측 궁형에서 전방 지지점은 제1중족골의 골두가 지면과 접해 있고, 내측설상골은 지면에서 떨어져 있으며, 주상골이 궁형의 중심점으로서 지면에서 가장 떨어져 있다. 거골은 하퇴로 부터의 힘을 궁개로 전한다. 마지막에 있는 종골은 지면과 접해 있다. 내측 궁형은 이 다섯 개의 뼈들로 구성되어 있다**(그림 17 내측 궁형의 다섯 개의 뼈)**. 이 뼈들은 저측종주인대(calcaneonavicular plantar ligament), 골간거종인대(interosseous talocalcaneal ligament), 저측설주인대(cuneonavicular plantar ligament), 저측족근중족인대(plantar tarsometatarsal ligaments) 등으로 결합되어 있다. 후경골근은 주상골을 후방(posterior)으로 끌어당기고 장비골근은 제1중족골저를 끌어당김으로써 궁형의 만곡을 강화시킨다. 장무지굴근(musculus flexor pollicis longus)과 장지굴근이 함께 제1~5지를 끌어당겨 만곡을 유지시키며, 거골과 종골의

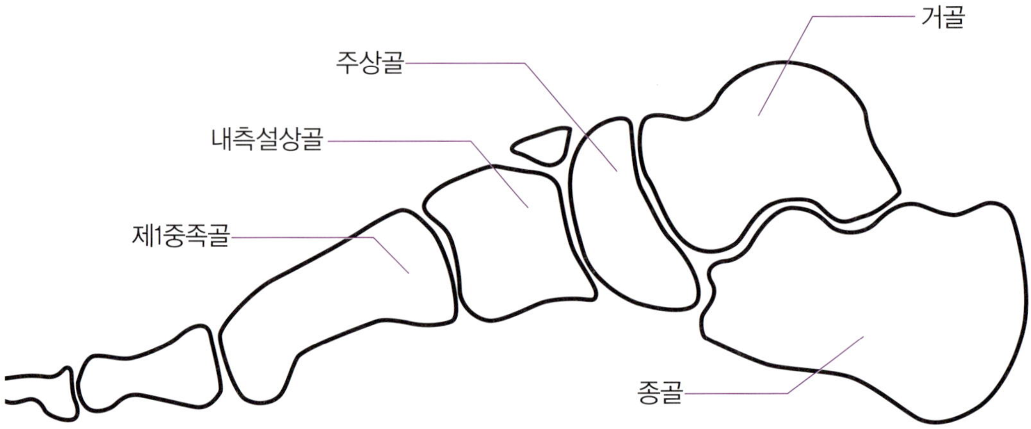

그림 17 내측 궁형 다섯 개의 뼈

안정성을 유지하지 위한 작용을 하고 있고, 무지외전근(musculus abductor hallucis)도 만곡을 강화시킨다.

외측 궁형에서의 전방 지지점은 제5중족골의 골두가 지면과 접해 있으며, 입방골은 지면에서 떨어져 있다**(그림 18 외측 궁형 세 개의 뼈)**. 외측 궁형은 내측 궁형보다 낮으며, 연부조직은 접지되어 있다. 외측 궁형은 장족저인대(long plantar ligament)의 힘에 의해 굳건하게 안정성을 유지하며 종입방인대(calcaneocuboid ligament), 족근중족인대 등으로 결합되어 있다. 이 인대들은 체중이 가해지면 장족저인대 등에 의해 종입방관절과 입방중족관절(족근중족관절)이 아래쪽으로 열리지 않도록 지지한다. 종골의 전방이 외측 궁형의 중심점이 된다. 단비골근은 제5중족골을 끌어당기기 때문에 족저의 인대과 마찬가지로 관절이 아래로 열리지 않도록 지지한다. 장비골근도 단비골근과 마찬가지로 작용하지만, 종골의 전단부를 위로 끌어올려 지탱하도록 한다. 소지외전근(abductor digiti minimi muscle)은 무지외전근과 마찬가지로 만곡을 강하게 하며, 소지대립근(opponens digiti minimi muscle)도 소지를 엄지발가락 족저 방향으로 잡아당겨 바짝 조인다.

모든 궁은 제2중족골두가 정점이며, 궁형의 중심점이다. 제3중족골두, 제4중족골두는 이 중간 위치에 있다. 이 궁형은 제1~5중족골두로 구성되어 있으며, 족지를 굴곡함에 따라서 족근중족관절에서 제1중족골두는 굴곡과 외전이 동시에 일어나며(엄지발가락의 근위지골은 내측저굴), 제5중족골두도 굴곡과 내전이 동시에 일어난다. 이에 따라 궁의 만곡이 커진다. 궁형은 연부조직에 의해 평탄해지며, 지면에 직접 접촉하고 있다. 또한 궁은 전반에 걸쳐 형성되어 있으며 설상골 부분에서는 내측, 중간, 외측설상골과 입방골로 구성되어 있고, 외측단의 입방골만 접지되어 있다. 내측설상골은 지면에서 떨어져 있으며, 궁형의 중심점이 중간설상골에서 궁개의 정점이 되어 있고, 장비골근건이 끌어당겨 만곡을 강화시킨다. 주상골과 입방골 부분

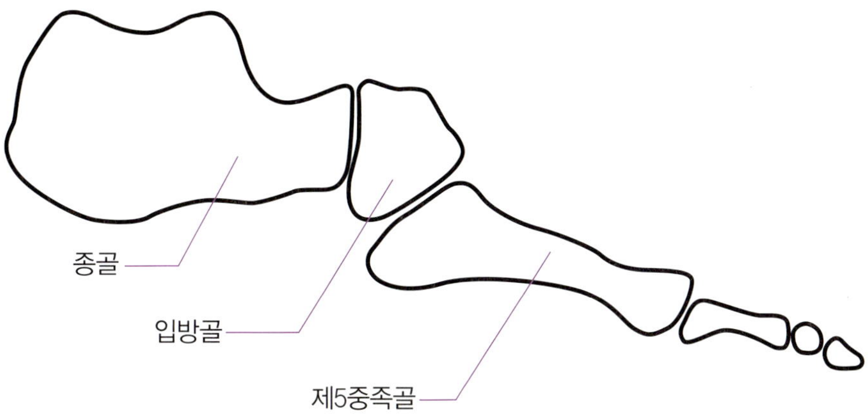

그림 18 외측 궁형 세 개의 뼈

에서는 입방골이 접지하고 있으며, 주상골은 떨어져 있다(**그림 19 전부 궁형**). 궁형은 후경골근에 의해 지탱되고 있다. 무지내전근의 횡두는 제2~5중족지절관절에, 장비골근은 전내측을 주행하여 내측설상골, 제1중족골에 부착되며, 소지대립근은 제5중족골저에 부착하여 궁형의 긴장을 유지하고 있다. 특히 장비골근은 내측, 외측, 전측의 세 개의 궁형에 영향을 미친다.

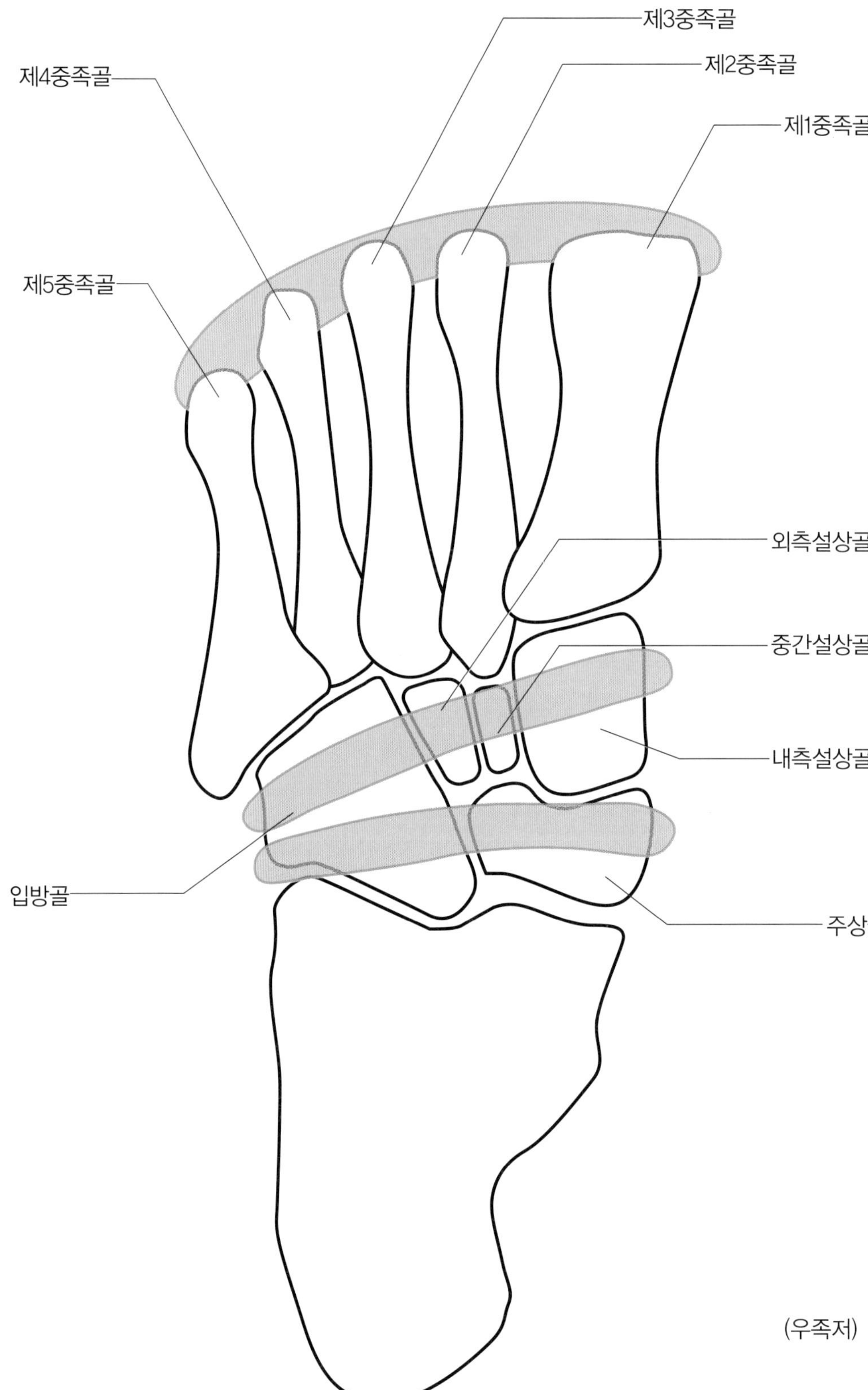

그림 19 전부 궁형

(2) 슬관절의 움직임

슬관절의 생리적 외반은 경골 축에 대해 대퇴골 축이 외측으로 170~175°의 각을 이룬다. 이는 대퇴골 경부가 대퇴골체보다 외측으로 나와 있어 대퇴골 축과 경골 축이 동일한 위치가 아니기 때문이다(**그림 20 대퇴골 축과 경골 축**).

대퇴골(femur)에는 융기되어 있는 내측과(medial condyle)와 외측과(lateral condyle), 두 개의 대퇴골과(femur condyle)가 있으며 조금 패여 있는 경골과와 접하고 있는데, 그 구조물이 안정적이진 않고 반월판에 의해 안정성을 유지하고 있다(**그림 21 대퇴골과 경골 사이의 반월판**). 대퇴골의 관절면과 접하고 있는 반월판 부분은 패여 있으며, 경골(tibia)의 관절면과 접촉되어 있는 반월판 부분은 조금 평탄하게 되어 있다. 관절낭에는 양쪽 반월판의 측면이 부착되어 있으며, 양쪽 전면은 슬횡인대(transverse ligament of knee)에 의해 결합되어 있다. 내측과 외측의 반월판은 대퇴골과 경골에 끼어 있듯이 존재하기 때문에 슬관절을 최대로 신전시킬 때에 생기는 충격을 완충하는 역할을 한다.

내측 반월판(medial meniscus)은 내측측부인대(medial collateral ligament)와 강하게 연결되어 있으며, 반막양근건(semimembranosus tendon), 전십자인대(anterior cruciate ligament)와도 결합되어 있다. 외측 반월판(lateral meniscus)은 슬와근건(popliteus tendon), 후십자인

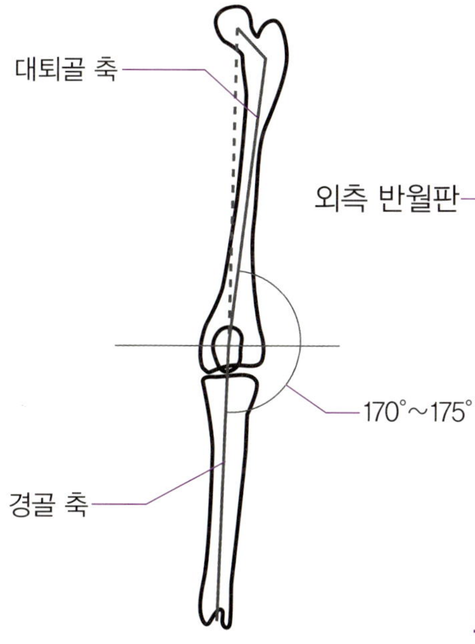

그림 20 대퇴골 축과 경골 축

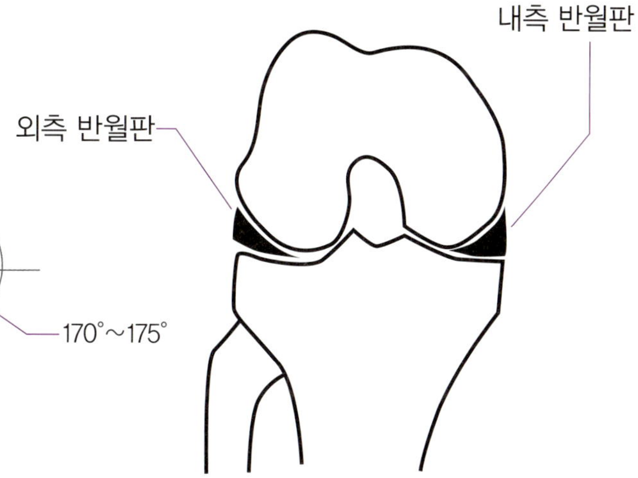

그림 21 대퇴골과 경골 사이의 반월판

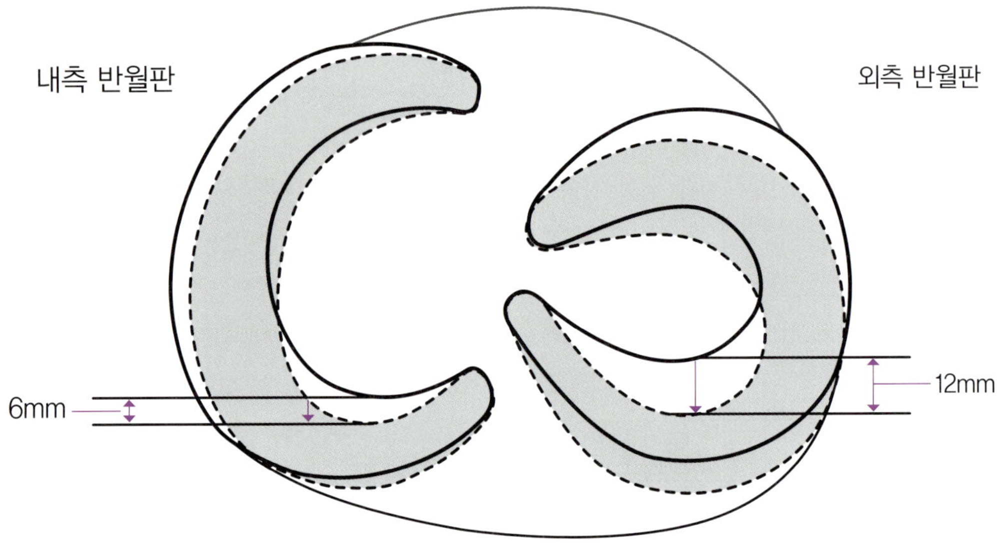

그림 22 **슬관절 굴곡 시의 반월판 이동**

대(posterior cruciate ligament)와 결합되어 있다. 슬관절의 굴곡 시에는 외측, 내측의 반월판이 함께 후방(posterior)으로 이동하지만 외측 반월판은 12mm, 내측 반월판은 6mm로 외측 반월판 쪽이 크게 이동하는 것으로 알려져 있다(**그림 22 슬관절 굴곡 시의 반월판 이동**). 신전 시에는 전방(anterior)으로 끌어 당겨진다. 회전 운동 시 반월판은 대퇴골과 쪽으로 끌어 당겨진다고 알려져 있으며, 대퇴골과와 함께 움직인다. 때문에 슬관절 외회전 시에는 내측반월은 후방으로, 외측반월은 전방으로 끌어 당겨진다. 내회전 시에는 반대가 되어 내측반월은 전방으로, 외측반월은 후방으로 끌어 당겨진다. 내, 외회전 시 외측 반월판은 부착되어 있는 곳이 적고, 유리 부분이 많기 때문에 이동이 크다.

슬관절은 측부인대(collateral ligament), 십자인대(cruciate ligament)에 의해 안정성이 유지되고 있다. 측부인대는 내측측부인대(lateral collateral ligament), 외측측부인대(lateral collateral ligament), 십자인대는 전십자인대, 후십자인대로 구성되어 있다.

내측측부인대는 대퇴골 내측상과(medial epicondyle)에서 경골의 내측부와 내측 반월판에 부착되어 있다. 외측측부인대는 대퇴골 외측상과(lateral epicondyle)에서 외측 반월판 비골두(head of fibula) 및 비골 외측면에 부착된다. 측부인대는 슬관절 신전 시에는 긴장하며, 측방(lateral)으로 부터의 힘에 대한 안정성에 관여하고 있고, 굴곡 시에는 이완된다. 외측측부인대는 장경인대(iliotibial tract)에 의해 보강되며, 내측측부인대는 봉공근(sartorius muscle), 반건양근(semitendinous muscle), 박근(gracilis muscle)에 의해 보강되어 있다. 전측에서는 대퇴사두근건(tendon of quadriceps femoris muscle), 슬개골(patella)에 보강되어 있다.

전십자인대는 내측 반월판 전방주에 조금 부착되어 있으며, 경골의 전과 사이의 내측부와

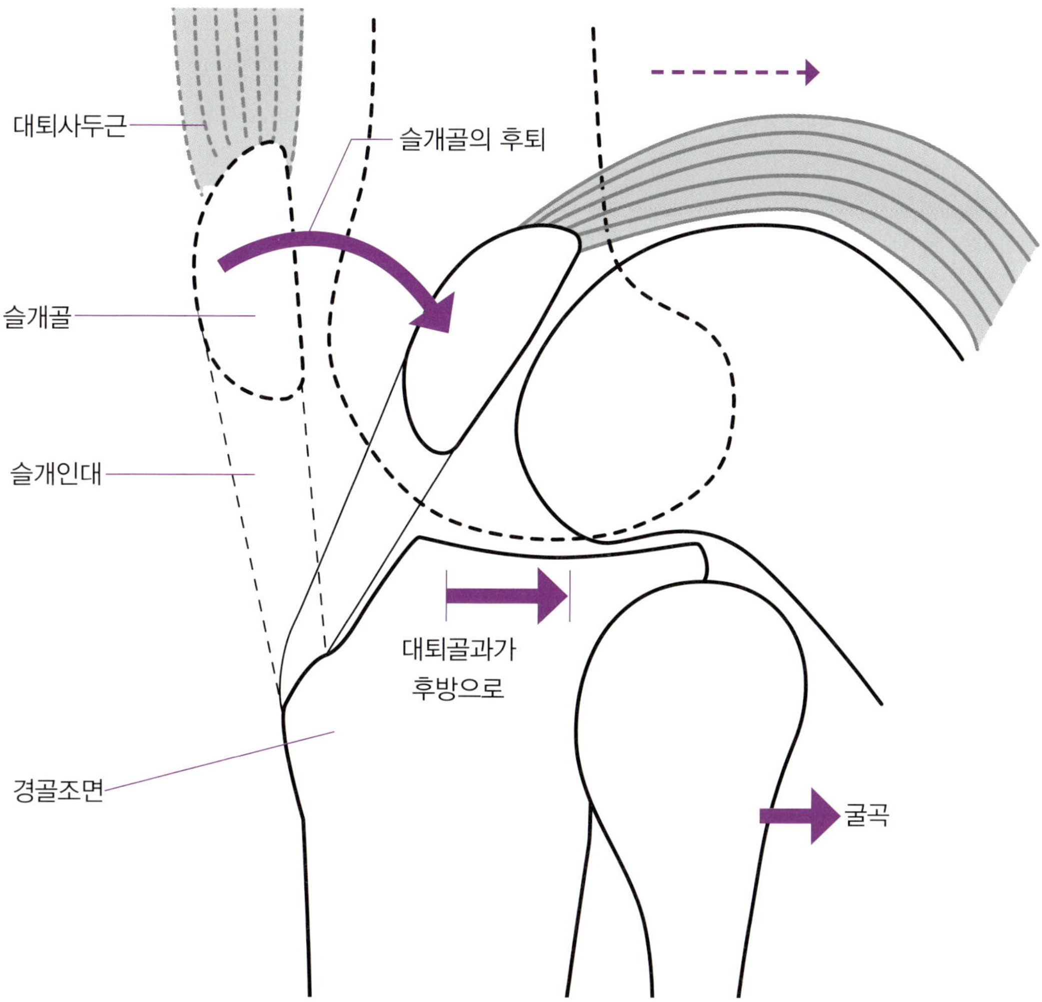

그림 23 굴곡 시의 슬개골, 대퇴골과의 움직임

대퇴골 외측과의 후내측에 붙어 있다. 후십자인대는 외측 반월판의 후방주와 결합되어 있으며, 경골 후과 사이의 외측부부터 전십자인대의 후측을 통과하여 대퇴골 내측과의 전내측에 부착되어 있다. 십자인대는 슬관절의 전방, 후방으로의 움직임을 제한하며, 안정성을 유지하고 있다. 전십자인대는 대퇴골과부가 후방으로 미끄러지는 것을 제한하며, 후십자인대는 대퇴골과부가 전방으로 미끄러지는 것을 제한하고 있다.

슬관절의 주된 운동은 굴곡과 신전이지만, 굴곡은 고관절의 굴곡 및 신전에 의해 좌우된다. 능동운동에 의한 굴곡의 가동범위는 슬관절이 굴곡되어 있을 시는 약 140°, 고관절의 신전 시는 120° 정도이며, 슬관절의 수동운동에 의한 굴곡의 가동범위는 약 160°로 발꿈치가 둔부에 닿는다. 신전은 기본 위치에서는 0°이지만, 수동운동에 의한 신전(과신전)은 5~10°이다.

하퇴 장축에서 일어나는 회전은 슬관절 굴곡위에서만 일어난다. 외회전의 가동범위는 약

40°, 내회전의 가동범위는 30° 정도이다.

슬개골은 대퇴사두근건 안에 있으며, 대퇴사두근(quadriceps femoris muscle)의 효율을 높이는 작용도 있다. 슬개골의 경골상에서의 움직임은 굴곡, 신전 시의 움직임과 축 회전 시의 움직임이 있다. 굴곡과 신전 시 신전위에서 굴곡위로의 운동은 슬개골은 경골조면(tibia tuberosity)을 중심으로 하고, 슬개인대(patellar ligament)를 반경으로 하는 원의 움직임으로 후퇴하는 동시에 대퇴사두근이 끌어당김으로 대퇴골 원위골단 전면을 압박한다(**그림 23 굴곡 시의 슬개골, 대퇴골과의 움직임**). 신전 시에는 슬개골이 대퇴골의 지레 받침점으로 작용한다(**그림 24 신전 시는 슬개골이 지레 받침점**). 또한, 대퇴골 관절면에 대한 외부 충격으로부터 보호하는 작용도 한다. 축 회전 운동에서 하퇴 내회전은 경골에 대해 대퇴골이 외회전하기 때문에 외방(exterior)으로 슬개골을 끌어당긴다. 하퇴 외회전 운동에서는 내회전과는 반대 움직임을 보여 슬개골은 대퇴골에 의해 내측으로 당겨진다.

슬관절의 신전근은 대퇴사두근이며, 슬관절의 굴곡근보다 튼튼하다. 이 근육은 무릎이 부러지지 않도록 슬관절이 굴곡되는 동시에 수축된다. 대퇴사두근은 네 개의 근육이 작용한다. 중간광근(vastus intermedius muscle), 외측광근(vastus lateralis muscle), 내측광근(vastus medialis muscle) 세 개의 근육은 단관절근이며, 대퇴직근(rectus femoris muscle)은 이관절근이다. 이 세 개의 단관절근은 주로 슬관절의 신전에 작용한다. 대퇴직근은 고관절 굴곡, 슬관절 신전의 이관절근 때문에 슬관절 신근의 작용은 고관절의 위치에 영향을 받는다. 고관절 굴곡 시에는 상전장골극(anterior superior iliac spine)과 슬개골의 관절면이 가까워지기 때문에 이 근육만으로는 완전히 신전될 수 없다. 그렇기 때문에 세 개의 단관절근이 작용하며, 슬관절의 신전을 시행한다. 그러나 대퇴직근은 이관절근으로서 고관절 굴곡과 슬관절 신전을 동시에 시행하도록 하여, 보행 시 전방에 나오는 다리와 후방에서 추진력으로 디디는 다리의 양측에서 작용한다.

슬관절의 굴곡근은 햄스트링인 대퇴이두근(biceps femoris muscle), 반건양근(semimembranosus muscle), 반막양근과 박근, 봉공근, 슬와근(popliteus muscle)이다. 대퇴 이두근의 단두와 슬와근은 단관절근이고, 그 이외는 이관절근이다. 이관절근은 슬관절의 굴곡과 고관절의 신전을 함께 시행할 수 있기 때문에 고관절의 위치에 따라 슬관절에서의 작용은 달라진다. 봉공근은 고관절 굴곡, 외회전, 슬관절 굴곡, 박근은 고관절의 내전, 슬관절의 굴곡, 내회전에 작용하며, 햄스트링인 대퇴이두근은 고관절 신전, 슬관절 굴곡, 외회전, 반건양근, 반막양근은 고관절 신전, 슬관절 굴곡, 내회전 기능을 한다. 고관절을 굴곡시키면 햄스트링은 늘어나기 때문에 따라서 고관절 굴곡이 90° 이상이 되면, 슬관절의 신전위는 어려워진다. 이는 고관절 굴곡이 햄스트링을 신장시켜, 슬관절의 굴근작용으로서의 기능이 증가하기 때문이다. 또한 고관절이 크게 신전된 경우, 햄스트링은 슬관절 굴곡으로서의 기능의 일부가 없어지기 때문에 슬관절의 굴곡에는 고관절의 위치변화에 영향을 받지 않는 슬와근, 대퇴이두근 단두와 같은 단관절근이 작용한다.

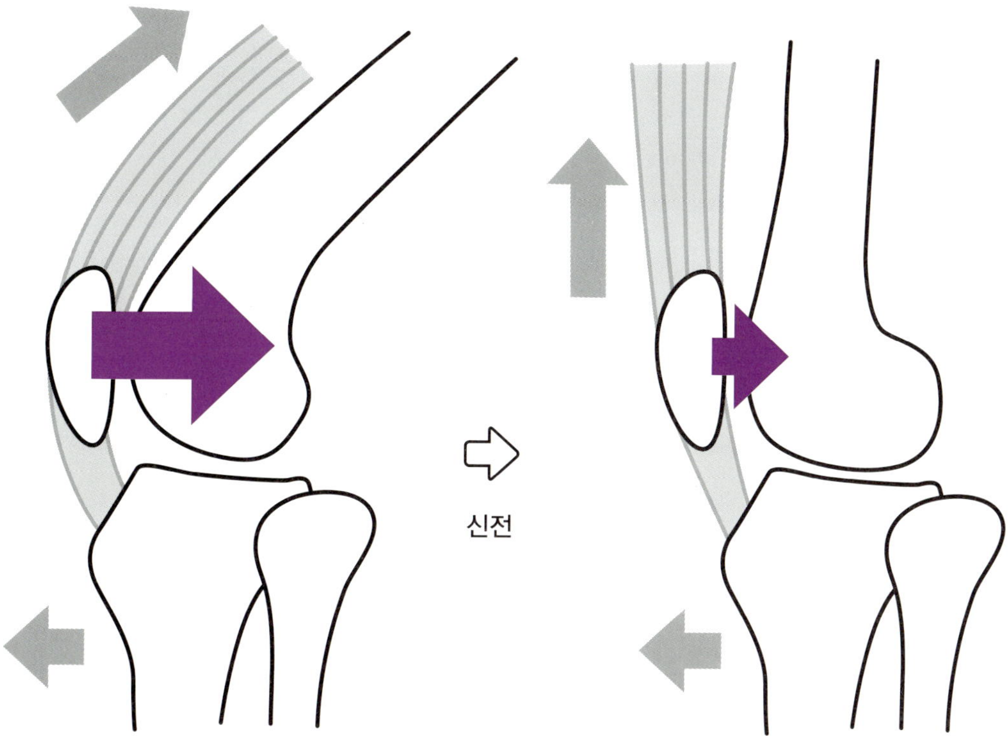

그림 24 신전 시는 슬개골이 지레 받침점

슬관절의 굴곡근은 슬관절의 회전근이기도 하다. 외회전근에는 대퇴이두근, 대퇴근막장근(tensor fasciae latae muscle, 장경인대로 바뀌면서 슬관절의 신전, 외회전을 시행한다)이 있고, 이 근군들이 경골 상단의 외측면을 후방으로 끌어당기면서 외회전 운동이 일어난다. 내회전근에서는 반건양근, 반막양근, 박근, 슬와근으로 이 근육들이 경골 상단 내측면을 후방으로 끌어당김으로 인해 내회전 운동이 일어난다.

(3) 고관절의 움직임

고관절은 안정성이 낮은 견관절과는 달리 연결이 강한 관절로 잘 탈구되지 않으며, 안정성이 있는 관절이다. 고관절 운동은 요추에 의해 보조되는 부분도 있다.

고관절 굴곡의 가동범위는 능동운동일 경우 슬관절 굴곡 상태에서는 약 120°이지만, 슬관절이 신전 상태에서는 90° 정도가 된다. 이는 햄스트링의 영향에 의한 것으로 슬관절 굴곡 보다는 신전 상태에서 고관절 굴곡의 가동범위가 작아진다. 수동운동에 의한 굴곡의 가동범위는 슬관절 굴곡 시에는 약 140°이며, 슬관절 신전 상태에서는 120° 정도가 된다. 양 슬관절을 굴곡한 상태에서 양쪽 고관절을 동시에 수동적으로 굴곡 시키면 대퇴부의 전면이 흉부에 접촉되기도 한다. 이는 고관절 골곡과 더불어 골반의 후경, 요추전만(lumbar lordosis)의 감소가 일어나기 때문이다.

고관절 신전의 가동범위는 능동운동일 경우 슬관절 신전 상태에서 20° 정도이다. 슬관절이 굴곡 상태에 있으면 햄스트링의 수축력이 적어지며 고관절 신전근군으로서의 기능이 저하된다. 그렇기 때문에 슬관절 굴곡 상태에서 고관절의 신전 가동범위는 10°로 미미한 편이다. 수동운동에 의한 신전 가동범위는 30° 정도로 골반의 전경, 요추전만의 증대에 의해 고관절의 신전이 다소 증가된다. 체조선수가 고관절의 과도한 신전이 가능한 이유는 골반의 회전 및 대퇴골의 외회전이 동반되기 때문이다.

고관절의 외전은 한쪽만 외전을 시행하는 것은 불가능하며, 외전을 하면 반대쪽의 하지에서도 동일한 각도의 외전운동이 시행된다. 이는 골반이 기울어지기 때문으로 외전 30° 정도에서 일어나며, 이때 좌우 각각에서 15도의 외전이 일어난다. 최대외전은 약 45°로 양쪽 하지 사이의 각도는 90°가 된다. 한쪽의 하지만 외전하면 골반은 경사하고, 척주는 외전된 방향으로 측굴된다(**그림 25 고관절 한쪽만의 외전**). 체조 선수의 경우 훈련하면 외전을 제한하는 인대[장골대퇴인대(iliofemoral ligament)의 하부, 치골대퇴인대(pubofemoral ligament), 좌골대퇴인대(ischiofemoral ligament)]의 유연성에 의해 약 180°의 외전이 가능하다. 이는 순전히 외전만으로 일어나는 움직임이 아니라 굴곡도 함께 수반된 것이다.

고관절 내전은 하지의 외전위로부터 내측으로의 운동이다. 굴곡 및 신전과 함께 운동을 수행할 경우에는 반대쪽 하지의 앞 또는 뒤를 통하는 내전운동이 되며, 가동범위는 30° 정도 된다. 의자에 앉아서 다리를 꼰 상태는 내전 운동이지만, 내전에 굴곡과 외회전이 조합된 복합운동이다.

하지를 신전한 상태에서 고관절의 외회전은 발가락 끝을 외측으로, 내회전은 발가락 끝을 내측으로 향하게 하여 하지를 회전 시키는 것이다. 복와위에서 슬관절 90° 굴곡위 또는 침대끝에 앉아서 고관절 90°, 슬관절 90°의 굴곡위(고관절, 슬관절이 굴곡위일 때는 고관절 굴곡에 의해 장골대퇴인대, 치골대퇴인대가 이완되기 때문에 복와위보다 다소 외회전 운동이 넓어진다)에서 시행할 경우 외회전의 가동범위는 약 60°, 내회전은 30~40°이다.

고관절 굴근에는 대요근(psoas major muscle), 장골근(iliacus muscle), 봉공근, 대퇴직근, 대퇴근막장근, 장내전근(adductor longus muscle), 치골근(pectineus muscle)이 있다. 대요근과 장골근은 장요근(iliopsoas muscle)이라고 불리며, 고관절의 굴곡근 중에서도 강대한 근육이다. 봉공근의 주된 기능은 고관절 굴곡으로 외전, 외회전 기능도 있다. 대퇴직근도 강력한 고관절의 굴곡근인데, 슬관절을 넘어 부착되어 있기 때문에 슬관절의 굴곡이 클수록 강해진다. 대퇴근막장근은 고관절의 굴곡근인 동시에 외전, 내회전에도 관여하고 골반의 고정 작용도 있다. 장내전근은 내전근이지만 굴곡의 보조근이기도 하며, 치골근은 굴곡, 내전, 내회전 작용이 있다.

고관절 신전근에는 대둔근(gluteus maximus muscle), 대퇴이두근, 반건양근, 반막양근이 있

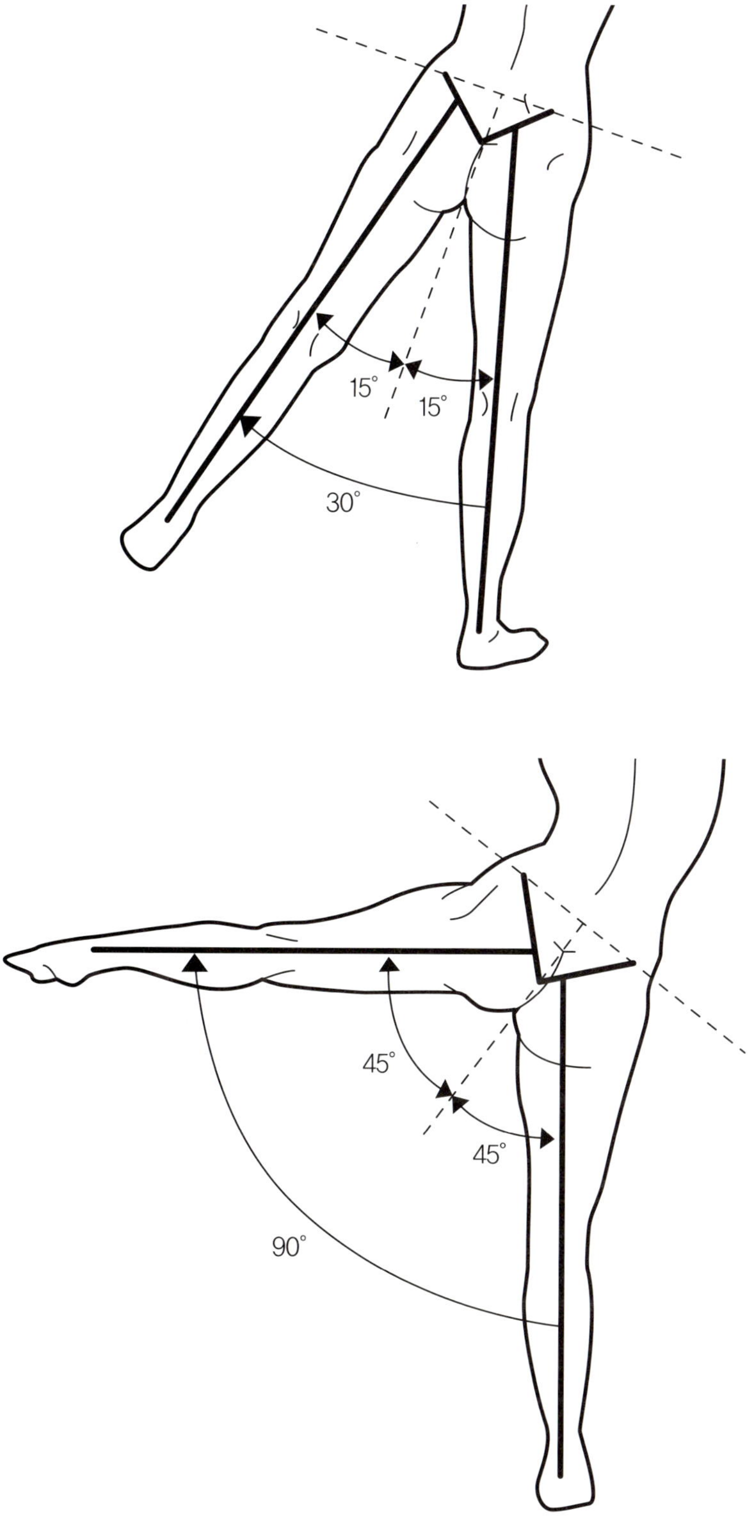

그림 25 고관절 한쪽만의 외전

다. 대둔근이 주로 작용하는데, 이 근육은 외회전 근육이기도 하다. 슬관절 신전 상태에서 고관절의 신전운동에 강하게 작용한다. 골반이 전방 경사되어 있을 때에는 골반을 원래 자리로 되돌리기 위해서 햄스트링이 수축된다.

외전근의 주된 근육은 중둔근(gluteus medius muscle)이며, 대퇴골대전자(greater trochanter of femur), 장골릉(iliac crest), 장골 외측면에 부착되어 있기 때문에 외전근으로 강하게 작용한다. 이상근(piriformis muscle), 소둔근(gluteus minimus muscle), 대퇴근막장근도 외전근으로서의 작용이 있다. 외전 외에 이상근은 외회전, 소둔근은 내회전, 대퇴근막장근은 굴곡, 내회전을 시행한다.

한 다리로만 설 때는 골반을 수평하게 유지해야 하는데, 그 작용을 하는 것은 중둔근이다. 소둔근, 대퇴근막장근은 중둔근의 기능을 보조한다. 또한, 골반을 안정시키기 때문에 중, 소둔근, 대퇴근막장근은 보행 시에는 필요한 근육들이다.

고관절 내전근에는 강력한 내전근인 대내전근(adductor magnus muscle)과 장내전근, 단내전근(adductor brevis muscle)이 있다. 또한, 대둔근은 내전, 외회전, 치골근은 내전, 굴곡, 내회전의 기능을 한다.

고관절 외회전의 주동근인 골반과 대퇴골에 부착된 골반-대퇴근육에는 이상근, 외폐쇄근(obturator externus muscle), 내폐쇄근(obturator internus muscle), 상쌍자근(superior gemellus muscle), 하쌍자근(inferior gemellus muscle), 대퇴방형근(quadratus femoris muscle)이 있다[**그림 26-1, 26-2 외선근의 골반 전자근**]. 대둔근은 보조적으로 외회전에 작용된다.

고관절 내회전의 주동근은 없지만 치골근, 중둔근, 소둔근, 대퇴근막장근, 박근이 내회전의의 보조근으로 작용하고 있다. 그 밖에 장내전근, 단내전근, 대내전근의 내전근군도 내회전 운동의 보조근이라고 생각되고 있다. 그렇기 때문에 내회전 운동 시 근력은 외회전 운동 시 근력보다 약하다.

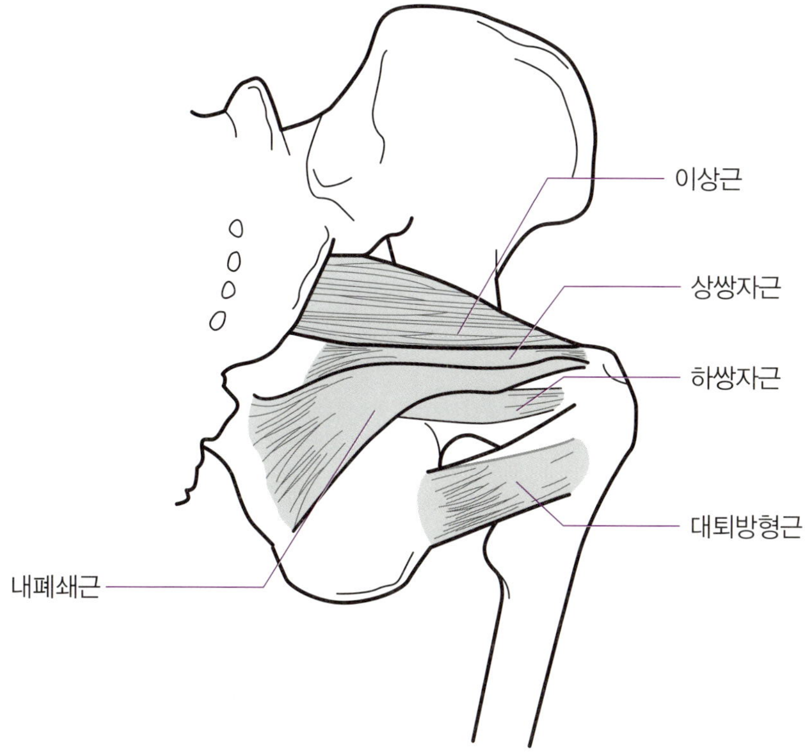

그림 26-1 고관절 외회전근으로서의 골반 전자근

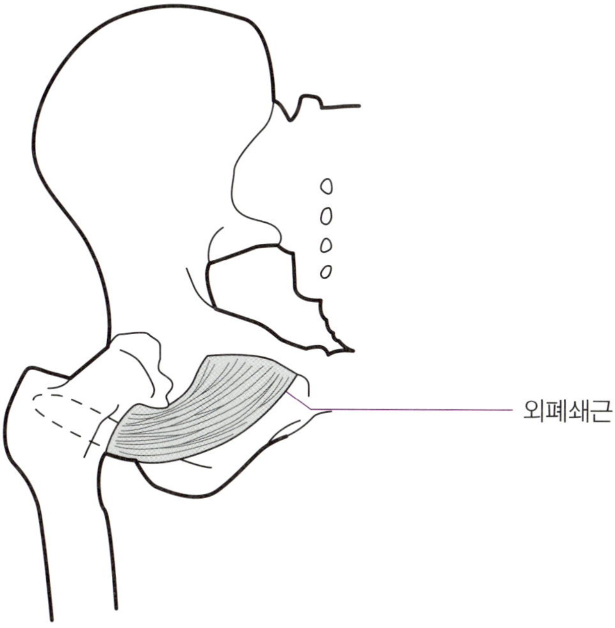

그림 26-2 외회전근의 골반 전자근

8 족지관절

〈직접법〉

제1~5족지절간관절(1st~5th Interphalangeal joints of foot)

❶ 장축 방향측
❷ 족배, 족저측 방향
❸ 내, 외측 방향
❹ 내, 외측 회전

제1~5족지절간관절의 조작을 제2족지의 원위족지절간관절에서 설명한다.

환자는 침대 위에 눕거나 앉는다. 검사자는 환자의 발 외측에 위치하고, 환자의 관절을 편한 상태로 두게 한다.

❶ 장축 방향

검사자는 한쪽 엄지손가락과 제2지로 환자의 제2족지, 중절골의 원위족지절간관절 열극에 가까운 부분을 고정하고, 반대쪽 엄지와 제2지로 원위지골의 원위족지절간관절 열극에 가까운 부분의 배측, 저측을 잡고 장축 방향으로 견인하여 관절운동을 살핀다. 이때 연부조직을 이완시킨 후, 시행하도록 한다(**사진 66**).

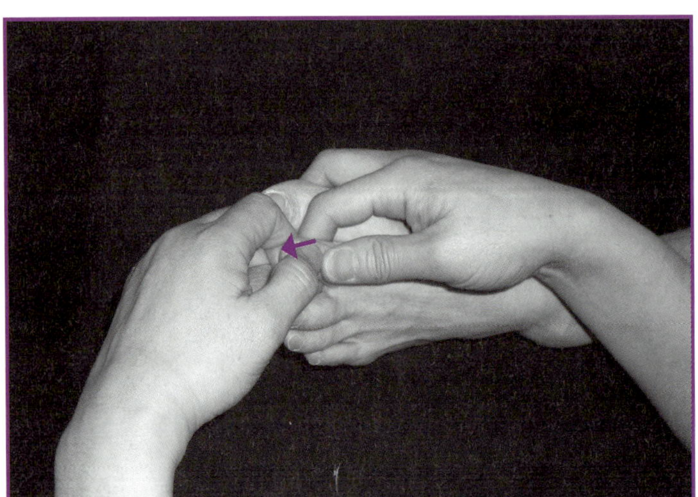

사진 66
장축 방향

❷ 족배, 족저측 방향

검사자는 한쪽 엄지손가락과 제2지로 환자의 제2족지, 중절골의 근위족지절간관절 열극에 가까운 부분을 고정하고, 반대쪽 엄지손가락과 제2지로 말절골의 원위족지절간관절 열극에 가까운 부분의 배측, 저측을 잡고 족배, 족저측 방향 관절운동을 살핀다. 족배측 또는 족저측을 살핀 후, 반대쪽을 살필 때에는 반드시 중간 위치에 한 번 정지시킨 다음에 시행하도록 한다(**사진 67**).

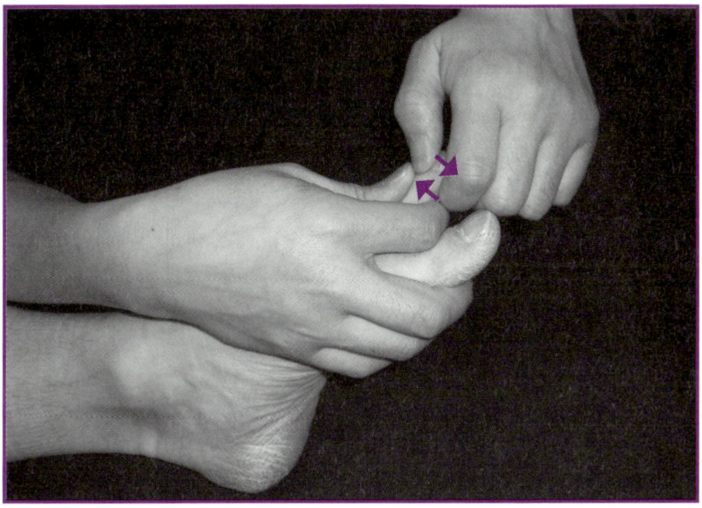

사진 67
족배, 족저측 방향

❸ 내, 외측 방향

검사자는 한쪽 엄지손가락과 제2지로 환자의 제2족지, 중절골의 원위족지절간관절 열극에

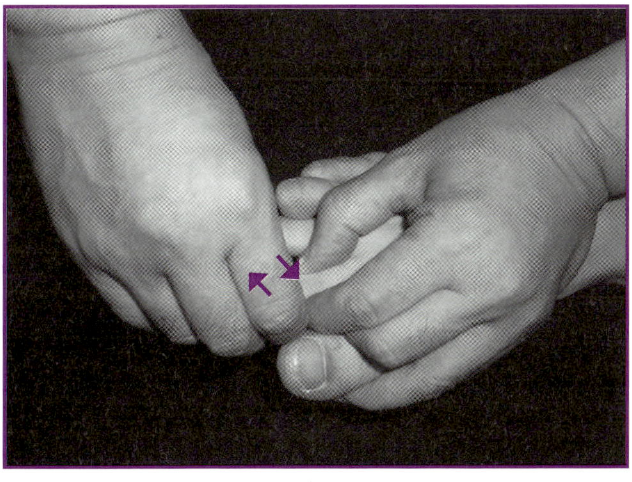

사진 68 내, 외측 방향

가까운 부분을 고정하고, 반대쪽 엄지손가락과 제2지로 원위지골의 원위족지절간관절 열극에 가까운 부분의 내측, 외측을 잡아 내측, 외측 방향 관절운동을 살핀다. 내측 또는 외측을 살핀 후, 반대쪽을 살필 때에는 반드시 중간 위치에 한 번 정지시킨 다음에 시행하도록 한다(**사진 68**).

❹ 내, 외측 회전

검사자는 한쪽 엄지손가락과 제2지로 환자의 제2족지, 중절골의 원위족지절간관절 열극에 가까운 부분을 고정하고, 반대쪽 엄지손가락과 제2지로 원위지골의 원위족지절간관절 열극에 가까운 부분의 내측, 외측을 잡아 내측, 외측 회전 관절운동을 살핀다. 내측 또는 외측 회전을 살핀 후, 반대쪽을 살필 때에는 반드시 중간 위치에 한 번 정지시킨 다음에 시행하도록 한다(**사진 69**).

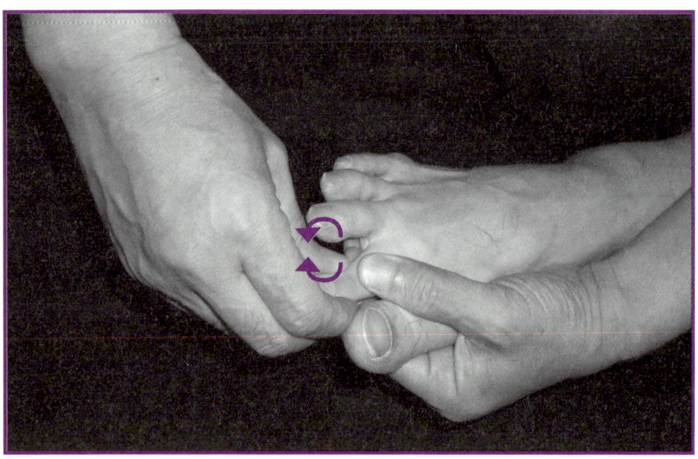

사진 69 내, 외측 회전

제1~5중족지절관절(1st~5th metatarsophalangeal joint)

❶ 장축 방향
❷ 족배, 족저측 방향
❸ 내, 외측 방향
❹ 내, 외측 회전

제1~5중족지절관절 조작을 제2족지의 중족지절관절에서 설명한다.

환자는 침대 위에 눕거나 앉는다. 검사자는 환자의 발 외측에 위치하고, 환자의 관절을 편안한 상태로 두게 한다.

❶ 장축 방향

검사자는 한쪽 엄지손가락과 제2지로 환자의 제2중족골의 원위부에서 관절열극에 가까운 부분을 고정하고, 반대쪽 엄지손가락과 제2지로 근위지골의 근위에서 관절열극에 가까운 부분의 배측, 저측을 잡고, 장축 방향으로 견인하여 관절운동을 살핀다. 이때, 연부조직을 이완시킨 후, 시행하도록 한다(**사진 70**).

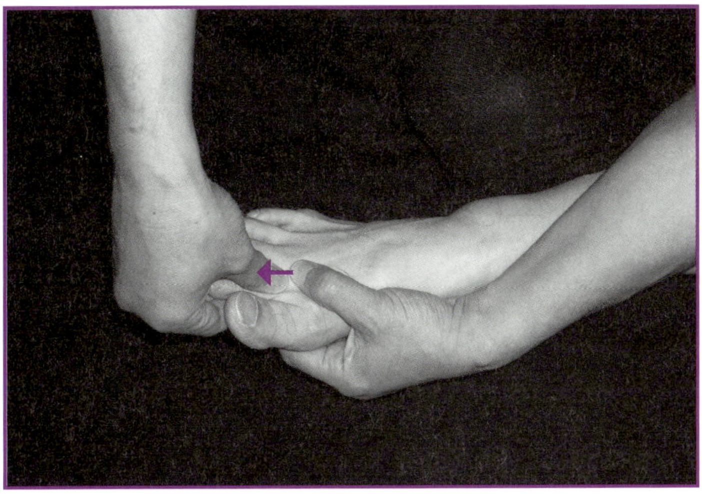

사진 70 장축 방향

❷ 족배, 족저 방향

검사자는 한쪽 엄지손가락과 제2지로 환자의 제2중족골의 원위부에서 관절열극에 가까운 부분을 고정하고, 반대쪽 엄지손가락과 제2지로 근위지골의 근위에서 관절열극에 가까운 부

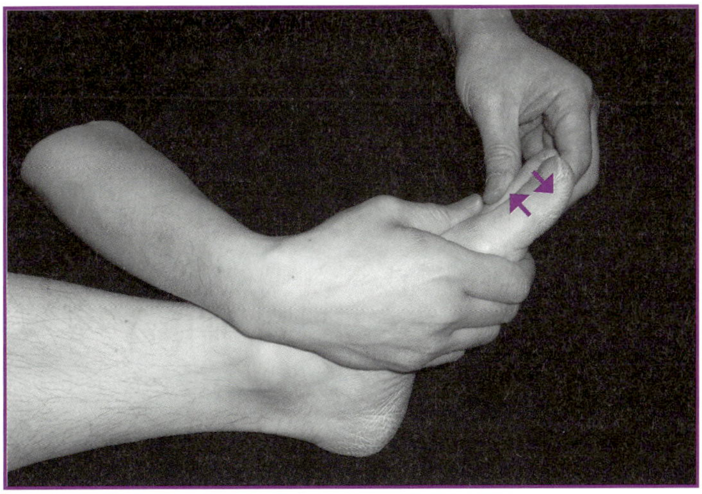

사진 71
족배, 족저측 방향

분의 배측, 저측을 잡아 족배, 족저측 방향 관절운동을 살핀다. 족배측 또는 족저측을 살핀 후, 반대쪽을 살필 때에는 반드시 중간 위치에 한 번 정지시킨 다음에 시행하도록 한다(**사진 71**).

❸ 내, 외측 방향

검사자는 한쪽 엄지손가락과 제2지로 환자의 제2중족골의 원위부에서 관절열극에 가까운 부분을 고정하고, 반대쪽 엄지손가락과 제2지로 근위지골 근위에서 관절열극에 가까운 부분의 내측, 외측을 잡아 내측, 외측 방향 관절운동을 살핀다. 내측 또는 외측을 살핀 후, 반대쪽을 살필 때에는 반드시 중간 위치에 한 번 정지시킨 다음에 시행하도록 한다(**사진 72**).

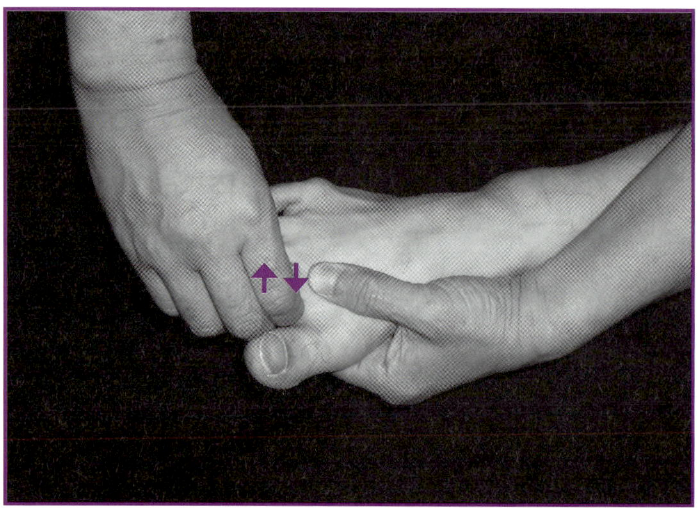

사진 72 내, 외측 방향

❹ 내, 외측 회전

검사자는 한쪽 엄지손가락과 제2지로 환자의 제2중족골 원위부에서 관절열극에 가까운 부분을 고정하고, 반대쪽 엄지손가락과 제2지로 근위지골 근위에서 관절열극에 가까운 부분의 내측, 외측을 잡아 내측, 외측 회전의 관절운동을 살핀다. 내측 또는 외측의 회전을 살핀 후, 반대쪽을 살필 때에는 반드시 중간 위치에 한 번 정지시킨 다음에 시행하도록 한다(**사진 73**).

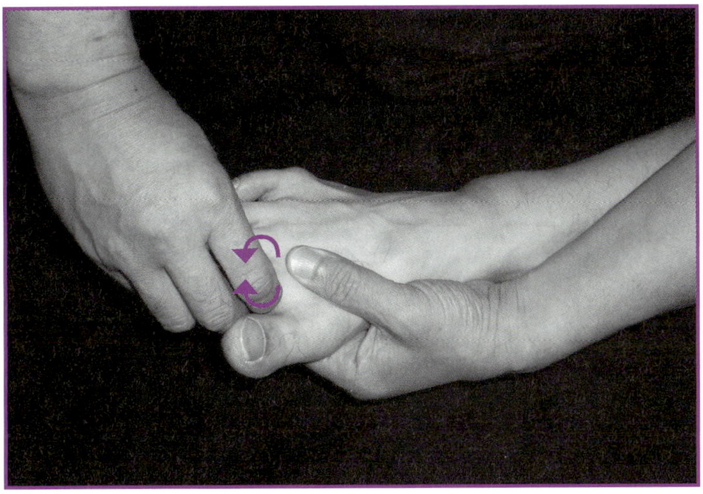
사진 73 내, 외측 회전

〈간접법〉

제1~5족지절간관절

❶ 족배, 족저측 방향
❷ 내, 외측 방향
❸ 내, 외측 회전

검사법은 직접법과 거의 같지만, 장축 방향은 없다. 직접법보다 약한 힘으로 가볍게 시행한다. 관절운동이 크게 움직이는 방향으로 조작한다.

제2족지, 원위족지절간관절의 내측 방향 조작방법을 나타낸다(**사진 74**).

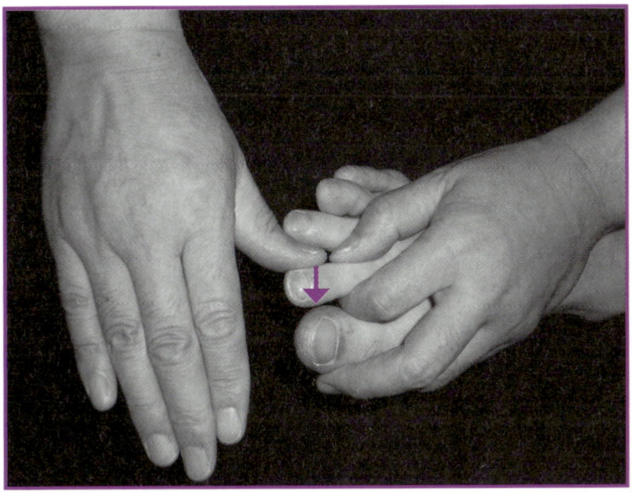
사진 74
내측 방향 조작방법

제1~5중족지절관절

❶ 족배, 족저측 방향
❷ 내, 외측 방향
❸ 내, 외측 회전

검사법은 직접법과 거의 같지만, 장축 방향은 없다. 직접법보다 약한 힘으로 가볍게 시행한다. 관절운동이 크게 움직이는 방향으로 조작한다.

제2족지, 중족지절관절의 족저측 방향 조작방법을 나타낸다(**사진 75**).

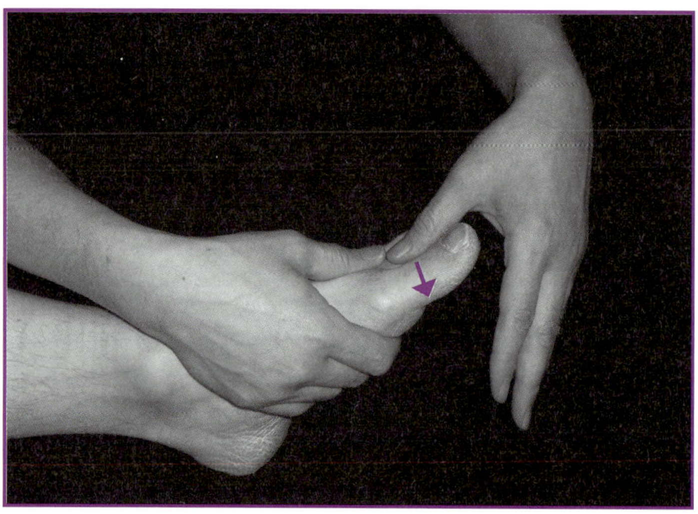

사진 75
족저측 방향 조작방법

9 중족골

〈직접법〉

제1~5중족골(1st~5th metatarsal bone)

❶ 족배, 족저측 방향

❷ 내, 외측 회전

제1~5중족골 조작을 제2중족골에서 설명한다.

환자는 침대에 눕거나 앉는다. 검사자는 환자의 족저를 향하여 위치하도록 하고, 환자의 관절을 편한 상태로 두게 한다.

❶ 족배, 족저측 방향

검사자는 오른손 또는 왼손 엄지손가락을 환자의 제2중족골두에 가까운 부분의 족저측에, 제2, 3지를 족배측에 대고 잡은 다음 반대쪽 손으로 제1 또는 제3중족골을 고정하여 제2중족골두의 족배, 족저측 방향 관절운동을 살핀다. 족배측 또는 족저측을 살핀 후, 반대쪽을 살필 때에는 반드시 중간 위치에 한 번 정지시킨 다음에 시행하도록 한다(**사진 76**).

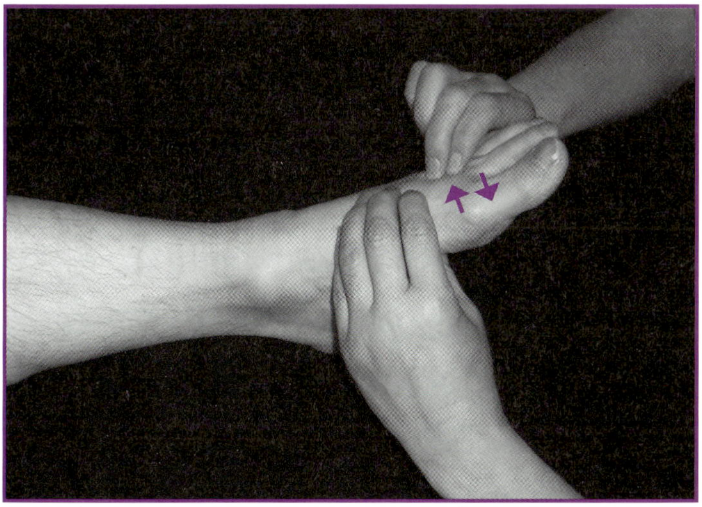

사진 76
족배, 족저측 방향

❷ 내, 외측 회전

검사자는 오른쪽 또는 왼쪽 손 엄지손가락을 환자의 제2중족골두와 가까운 부분의 족저측에, 제2지와 3지를 족배측에 대고 잡은 다음 반대쪽 손으로 제1 또는 제3중족골을 고정하고, 제2중족골두의 내측, 외측 회전 관절운동을 살핀다. 이때, 검사자는 전완 및 상완을 옆으로 올려 어깨를 중심으로 움직여 회전 운동을 살피도록 한다. 내측 또는 외측 회전을 살핀 후, 반대쪽을 살필 때에는 반드시 중간 위치에 한 번 정지시킨 다음에 시행하도록 한다(**사진 77**).

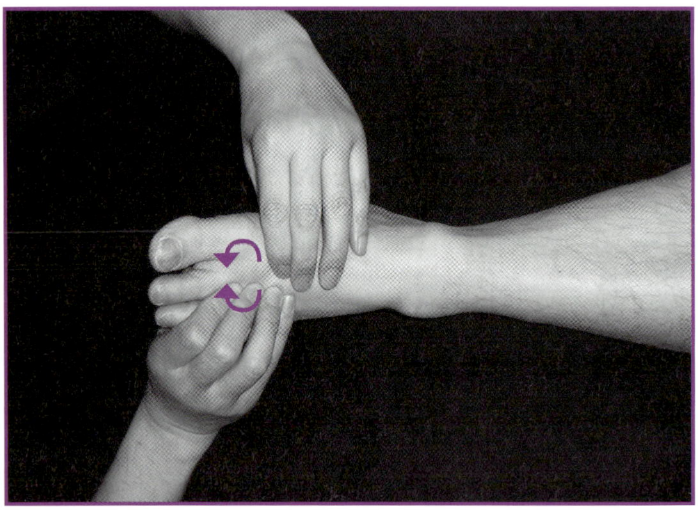

사진 77 내, 외측 회전

족근중족관절(tarsometatarsal joint)

❶ 족배, 족저측 방향
❷ 내, 외측 회전
❸ 제5중족골 · 족배, 족저측 방향

검사자는 앉거나 서고 환자는 침대 위에 눕거나 앉는 자세를 취한다. 검사자는 환자의 다리 외측에 위치하도록 하고, 환자의 관절을 편한 자세로 두게 한다.

❶ 족배, 족저측 방향

검사자는 한쪽 손으로 환자의 족근중족관절에 가까운 족근골 전체를 잡고 고정한다. 다른 한쪽 손으로 족근중족관절에 가까운 중족골 전체를 잡아 족배, 족저측 방향 관절운동을 살핀다. 족배측 또는 족저측을 살핀 후, 반대쪽을 살필 때에는 반드시 중간 위치에 한 번 정지시킨 다음에 시행하도록 한다(**사진 78**).

제1~제4중족골에 대해 따로 검사, 조작을 시행해도 된다.

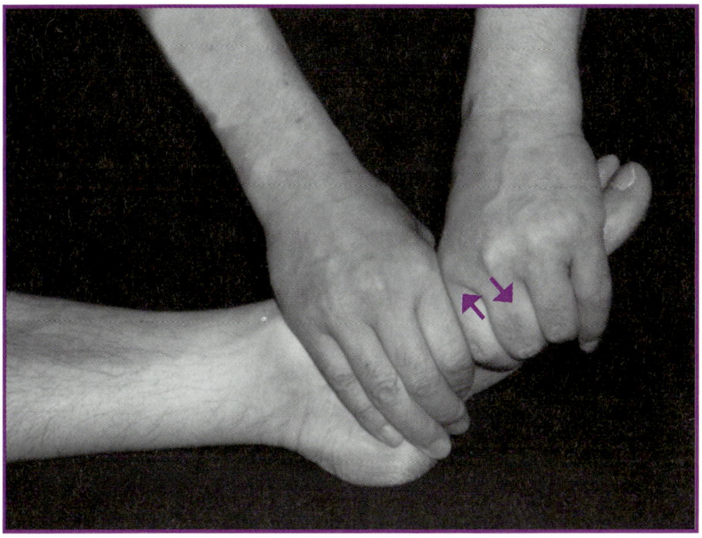

사진 78
족배, 족저측 방향

❷ 내, 외측 회전

검사자는 한쪽 손으로 환자의 족근중족관절에 가까운 족근골 전체를 잡고, 고정한다. 다른 한쪽 손으로 족근중족관절에 가까운 중족골 전체를 잡아 내측, 외측 회전의 관절운동을 살핀다. 내측 또는 외측을 살핀 후, 반대쪽을 살필 때에는 반드시 중간 위치에 한 번 정지시킨 다음에 시행하도록 한다(**사진 79**).

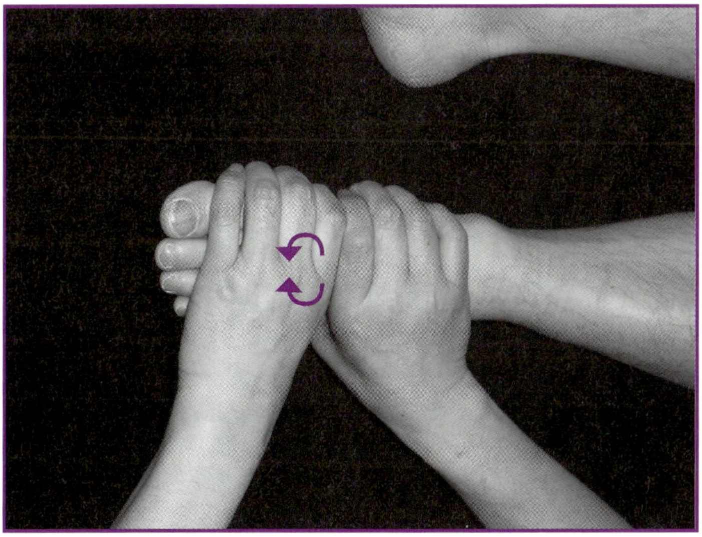

사진 79 내, 외측 회전

❸ 제5중족골 · 족배, 족저측 방향

검사자는 환자의 입방골에 한쪽 손 엄지를 족배측에, 남은 4지를 족저측에 대고 잡아서 고정한다. 다른 한쪽 손으로 제5중족골저의 배측에 엄지, 족저에 제2, 3지를 대고 붙잡아 족배, 족저측 방향 관절운동을 살핀다. 족배측 또는 족저측을 살핀 후, 반대쪽을 살필 때에는 반드시 중간 위치에 한 번 정지시킨 다음에 시행하도록 한다(**사진 80**).

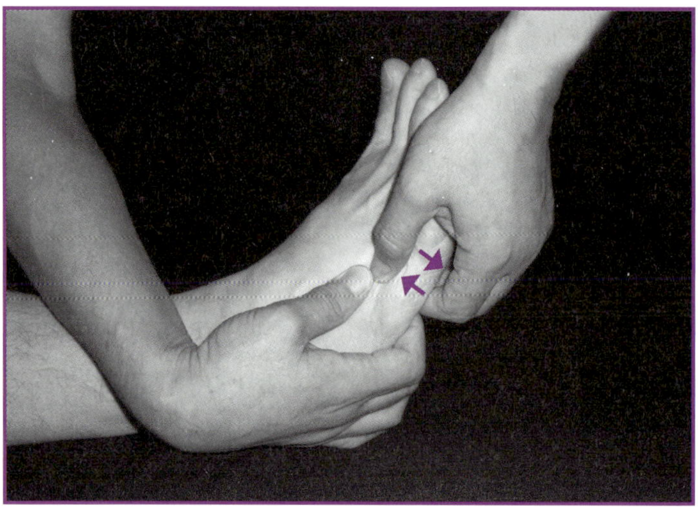

사진 80
제5중족골 · 족배, 족저측 방향

〈간접법〉

제1~5중족골

❶ 족배, 족저측 방향
❷ 내, 외측 회전

검사법은 직접법과 거의 같지만, 직접법보다 약한 힘으로 가볍게 시행한다. 관절운동이 크게 움직이는 쪽으로 조작한다.

제2중족골의 외측 회전 조작방법을 나타낸다(**사진 81**).

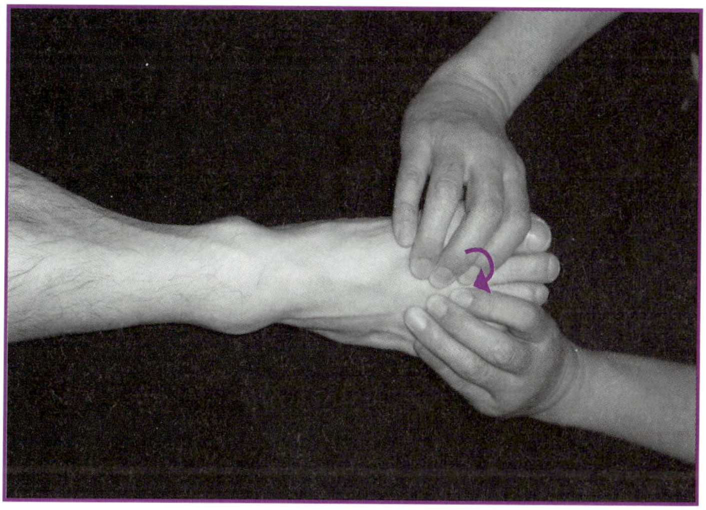

사진 81
외측 회전 조작방법

족근중족관절

❶ 제1~5중족골 · 족배, 족저측 방향

검사법은 직접법의 제5중족골 · 족배, 족저측 방향과 거의 같지만 제1~5중족골에 대해 따로따로 시행한다. 직접법보다 약한 힘으로 가볍게 시행한다. 관절운동이 크게 움직이는 쪽으로 조작한다.

제3중족골의 족저측, 제5중족골의 족배측 방향 조작방법을 나타낸다(**사진 82, 83**).

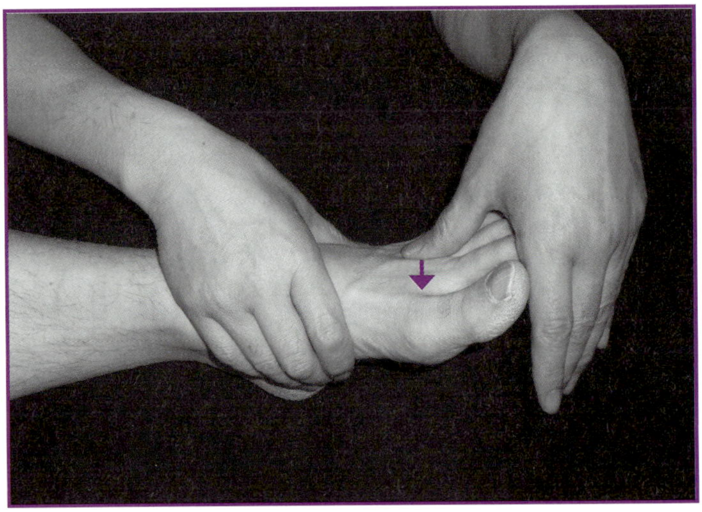

사진 82
제3중족골: 족저측 방향
조작방법

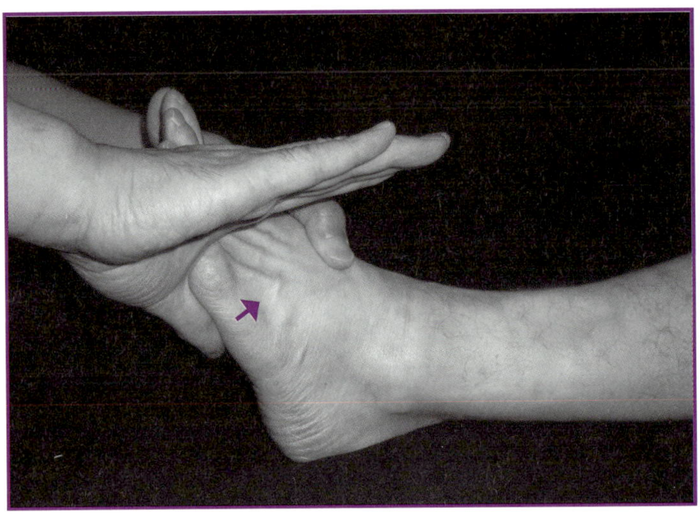

사진 83
제5중족골: 족배측 방향
조작방법

10 족관절

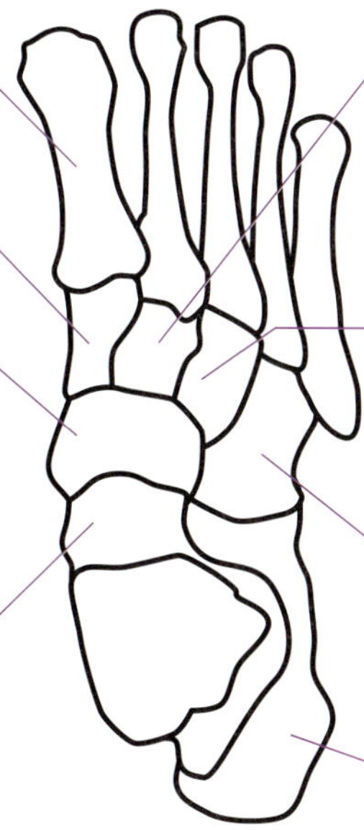

〈직접법〉

설주관절(cuneonavicular joint)

❶ 내측, 중간, 외측설상골 · 족배, 족저측 방향

환자는 침대 위에 눕거나 앉는다. 검사자는 환자의 다리 외측을 향하도록 위치하고, 환자의 관절을 편한 상태로 두게 한다.

❶ 내측, 중간, 외측설상골 · 족배, 족저측 방향

검사자는 한쪽 손으로 환자의 주상골을 비롯한 족근골을 족배부터 쥐듯이 고정하고, 다른 한쪽 손으로 환자의 내측, 중간, 외측설상골을, 엄지손가락 전체로 족배측에 제2, 3지를 족저에 대고 잡아서 족배, 족저측 방향 관절 움직임을 본다. 족배측 또는 족저측을 살핀 후, 반대쪽을 살필 때에는 반드시 중간 위치에 한 번 정지시킨 다음에 시행하도록 한다(**사진 84**).

내측, 중간, 외측설상골에 대해 따로 검사, 조작을 시행해도 된다.

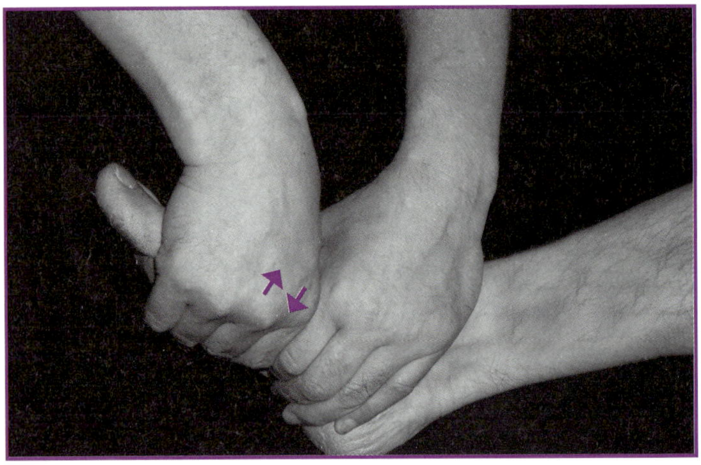

사진 84
내측, 중간, 외측설상골 · 족배, 족저측 방향

거주관절(talonavicular joint)

❶ 족배, 족저측 방향
❷ 족배, 족저측 회전

환자는 침대 위에 눕거나 앉는다. 검사자는 환자의 다리 외측에서 족배 쪽으로 향하듯이 위치하고 환자의 관절은 편한 상태로 두게 한다.

❶ 족배, 족저측 방향

검사자는 환자의 족배에서 한쪽 손바닥으로 거골을 잡아 고정하고, 다른 한쪽 손으로 주상골의 족배에 엄지손가락을, 족저에 제2, 3지를 대고 잡아 족배측, 족저측 방향 관절운동을 살

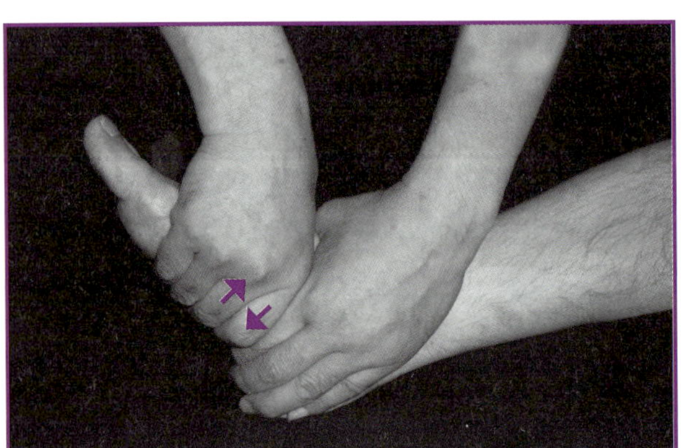

사진 85 족배, 족저측 방향

핀다. 족배측 또는 족저측을 살핀 후, 반대쪽을 살필 때에는 반드시 중간 위치에 한 번 정지시킨 다음에 시행하도록 한다(**사진 85**).

❷ 족배, 족저측 회전

검사자는 환자의 족배에서 한쪽 손바닥으로 거골을 잡아 고정하고, 다른 한쪽 손으로 주상골의 족배에 엄지손가락을, 족저에 제2, 3지를 대고 잡아 족배측, 족저측 회선 관절운동을 살핀다. 족배측 또는 족저측 회전을 살핀 후, 반대쪽을 살필 때에는 반드시 중간 위치에 한 번 정지시킨 다음에 시행하도록 한다(**사진 86**).

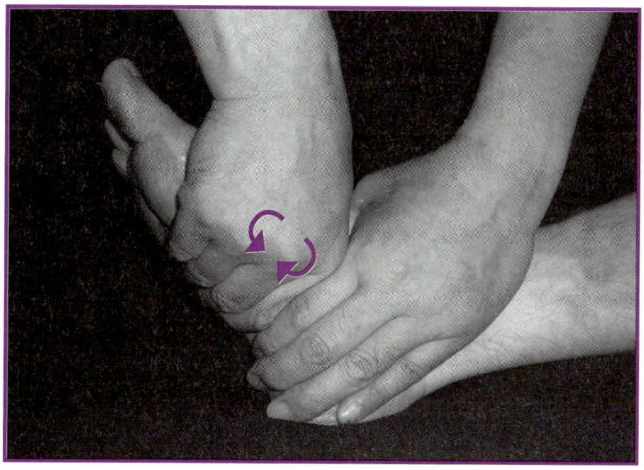

사진 86 **족배, 족저측 회전**

종입방관절(calcaneocuboid joint)

❶ 족배, 족저측 방향
❷ 족배, 족저측 회전

환자는 침대 위에 눕거나 앉는다. 검사자는 환자의 반대측 다리 외측에서 족배를 향하듯이 위치하고, 환자의 관절은 편한 상태로 두게 한다.

❶ 족배, 족저측 방향

검사자는 환자의 외측 족배에서 족저를 따라 한쪽 손바닥으로 종골을 잡아 고정하고, 다른 한쪽 손으로 입방골의 족배에 엄지손가락을, 족저에 제2, 3지를 대고 잡아 족배측, 족저측 방향 관절운동을 살핀다. 족배측 또는 족저측을 살핀 후, 반대쪽을 살필 때에는 반드시 중간 위치에 한 번 정지시킨 다음에 시행하도록 한다(**사진 87**).

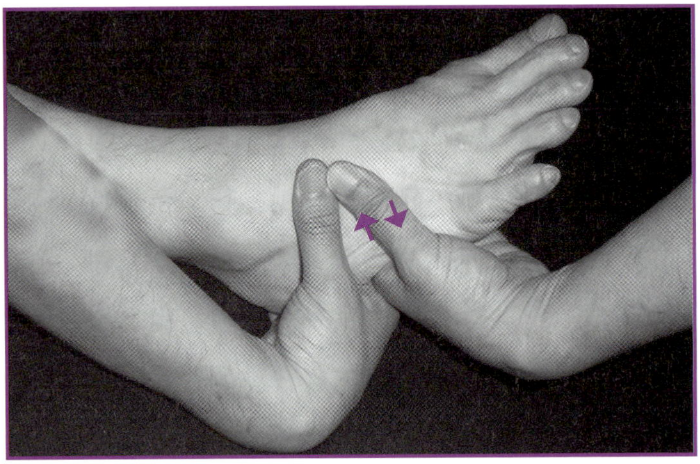

사진 87
족배, 족저측 방향

❷ 족배, 족저측 회전

검사자는 환자의 외측 족배측에서 족저를 따라서 한쪽 손바닥으로 종골을 삽아 고정하고, 다른 한쪽 손으로 입방골의 족배에 엄지손가락, 족저에 제2, 3지를 대고 붙잡아 족배, 족저측 회전의 관절운동을 살핀다. 족배측 또는 족저측의 고정을 살핀 후, 반대쪽을 살필 때에는 반드시 중간 위치에 한 번 정지시킨 다음에 시행하도록 한다(**사진 88**).

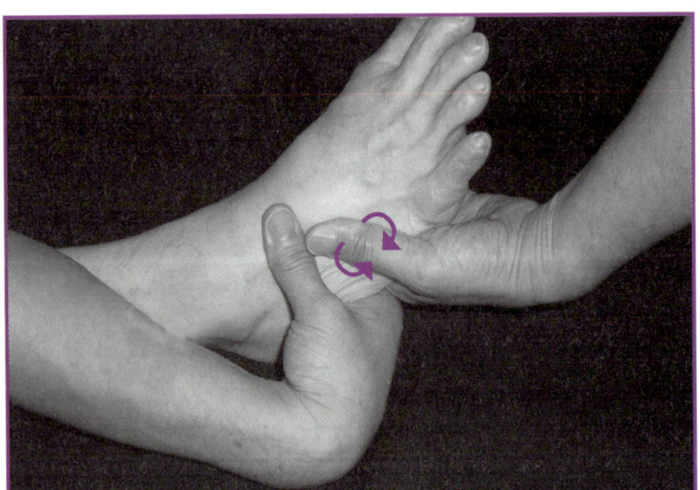

사진 88
족배, 족저측 회전

다른 방법으로 환자는 침대 위에 눕고 슬관절을 90° 굴곡시킨다. 검사자는 환자의 반대쪽 다리 외측에 위치하고, 족저를 따라 한쪽 손바닥으로 종골을 잡아 고정하고, 다른 한쪽 손은 입방골의 족배에 제2, 3지를, 족저에 엄지손가락을 대고 잡아 족배, 족저측 방향 및 족배, 족저측 회전의 관절운동을 살핀다(**사진 89, 90**).

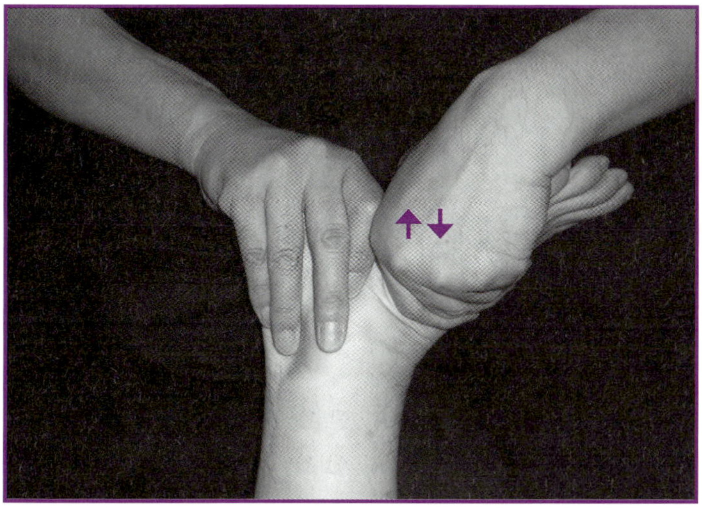

사진 89
변형방법: 족배, 족저측 방향

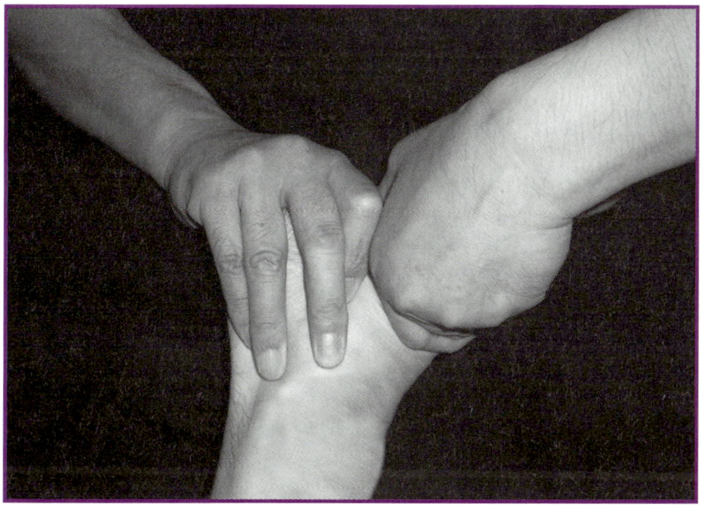

사진 90
변형방법: 족배, 족저측 회전

거퇴관절(talocrural articulation)

❶ 장축 방향
❷ 전, 후측 방향
❸ 내, 외전 방향

환자는 침대 위에 눕는다. 장축 방향에서는 환자의 고관절을 90° 굴곡, 외전, 슬관절은 90° 굴곡, 족관절은 90° 배굴위 자세를 취하게 한다. 검사자는 침대 빈 공간에 환자의 대퇴부를 등지고 앉고, 검사자의 요부로 환자의 대퇴부를 누르듯이 한다.

전후측 방향에서 환자는 고관절, 슬관절을 조금 외전, 굴곡, 외회전시켜 족관절은 90°로 배굴시킨다. 내, 외전 방향 시에는 하지를 신전시킨다. 이 움직임은 횡족근관절(종입방관절, 거주관절)도 관련되어 있다. 검사자는 환자의 외측에 서서 환자의 족관절을 향하도록 위치하고, 환자의 관절을 편한 상태로 두게 한다.

❶ 장축 방향

검사자는 한쪽 손으로 환자의 아킬레스건 아래 종부를 잡고, 족관절 근처의 족배부를 다른 한쪽 손의 손바닥으로 잡아 양쪽 손이 함께 전방[환자의 다리에서 보면 하방(inferior)]을 눌러 연부조직을 이완시킨다. 그 후에 양쪽 손으로 함께 전방을 누르면서 검사자의 요부로 환자의 대퇴부를 눌러 장축 방향 관절운동을 살핀다(**사진 91**).

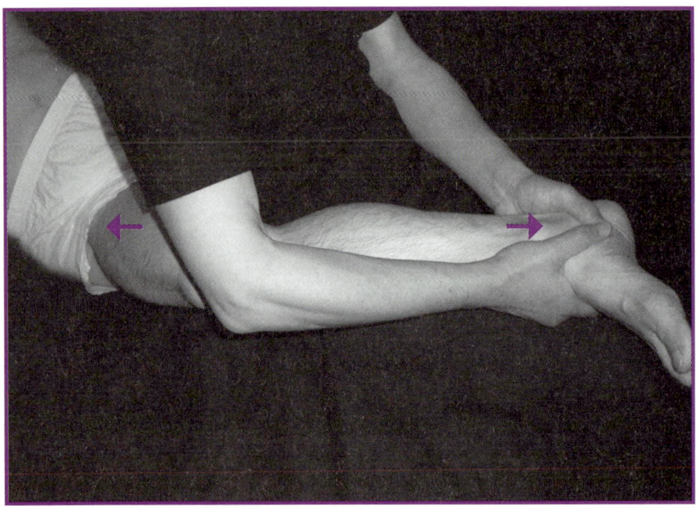

사진 91 장축 방향

❷ 전, 후측 방향

검사자는 환자의 내, 외과의 하방 족배부와 종골부를 한쪽 손바닥으로 잡아 고정하고 다른 한 손으로는 내, 외과를 붙잡아 하퇴부를 전후로 움직여 전측, 후측 관절운동을 살핀다. 전측 또는 후측을 살핀 후, 반대쪽을 살필 때에는 반드시 중간 위치에 한 번 정지시킨 다음에 시행하도록 한다(**사진 92**).

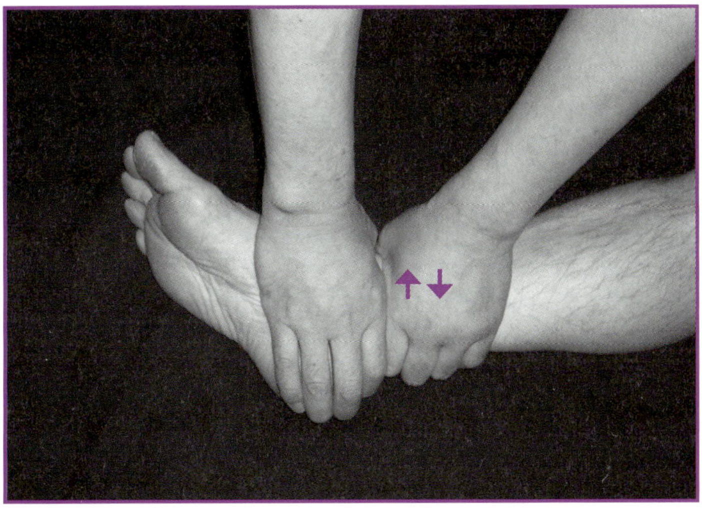

사진 92
전, 후측 방향

❸ 내, 외전 방향

검사자는 환자의 내외과를 한쪽 손바닥으로 전방부에서 잡아 고정하고, 다른 쪽 손바닥으로 족배에서 주상골, 입방골을 잡아 족관절의 내, 외전 방향 운동을 살핀다. 내측 또는 외측을 살핀 후, 반대쪽을 살필 때에는 반드시 중간 위치에 한 번 정지시킨 다음에 시행하도록 한다(**사진 93**).

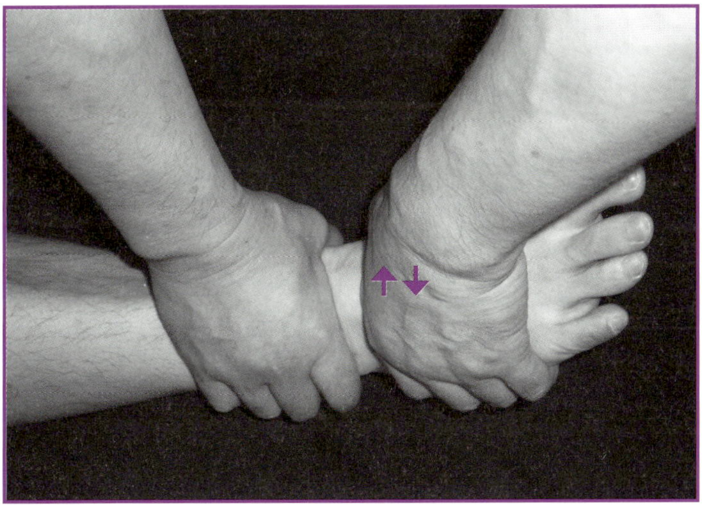

사진 93 내, 외전 방향

거골하관절(subtalar joint)

❶ 장축 방향
❷ 종골의 내, 외측 방향
❸ 종골의 내, 외측 회전

환자는 침대 위에 눕는다. 장축 방향에서는 환자의 고관절을 90° 굴곡, 외전, 슬관절을 90° 굴곡, 족관절은 90° 배굴위 자세를 취한다. 검사자는 빈 공간에 환자의 대퇴부에 등을 대고 침대에 앉아서 검사자의 요부로 환자의 대퇴부를 누르듯이 한다. 종골의 내, 외측 방향과 내, 외측 회전은 같은 상태에서 검사하지만, 그때 검사자의 요부로 환자의 대퇴부를 누르지 않도록 하며, 환자의 관절을 편한 상태로 두게 한다.

❶ 장축 방향

검사자는 한쪽 손으로 환자의 아킬레스건 아래 종골부위를 잡고, 족관절 근처의 족배부를 다른 한쪽 손바닥으로 잡아 양손을 함께 전방[환자의 발쪽에서 보면 하방(inferior)]으로 누르면서 검사자의 요부로 환자의 대퇴부를 눌러 거퇴관절의 장축 방향 관절운동 및 연부조직을 이완시킨다. 그리고서 종골을 전방(환자의 발 쪽에서 보면 하방)으로 눌러 거골하관절의 장축 방향 관절운동을 살핀다(**사진 94**).

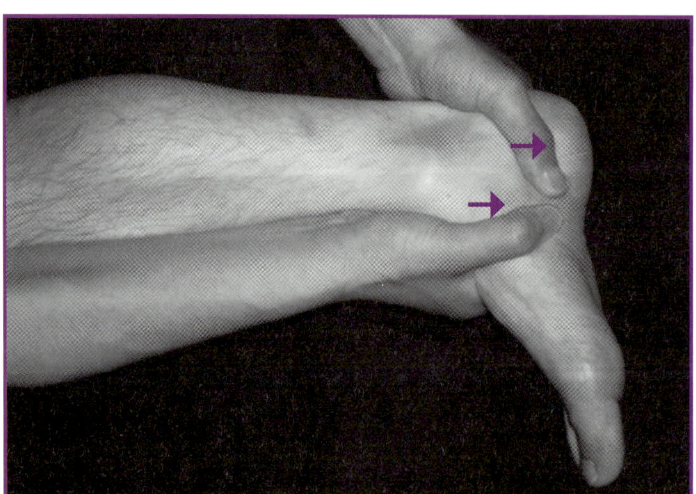

사진 94 장축 방향

❷ 종골의 내, 외측 방향

검사자는 환자의 족관절 가까운 부분의 족배부를 한쪽 손바닥으로 잡아 고정하고, 다른 한쪽 손으로 아킬레스건 아래 종골부를 잡아 내, 외측 관절운동을 살핀다. 내측 또는 외측을 살핀 후, 반대쪽을 살필 때에는 반드시 중간 위치에 한 번 정지시킨 다음에 시행하도록 한다(**사진 95**).

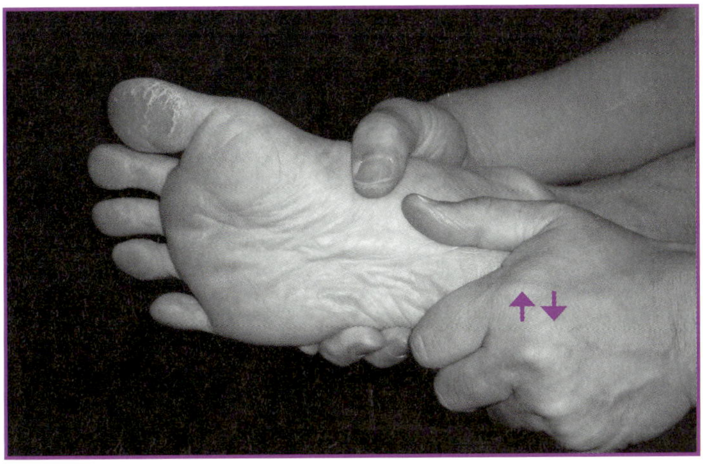

사진 95 내, 외측 방향

❸ 종골의 내, 외측 회전

검사자는 환자의 족관절 가까운 부분의 족배부를 한쪽 손바닥으로 잡아 고정하고, 다른 한쪽 손으로 아킬레스건 아래 종골부를 잡아 내, 외측 관절운동을 살핀다. 내측 또는 외측의 회전을 살핀 후, 반대쪽을 살필 때에는 반드시 중간 위치에 한 번 정지시킨 다음에 시행하도록 한다(**사진 96**).

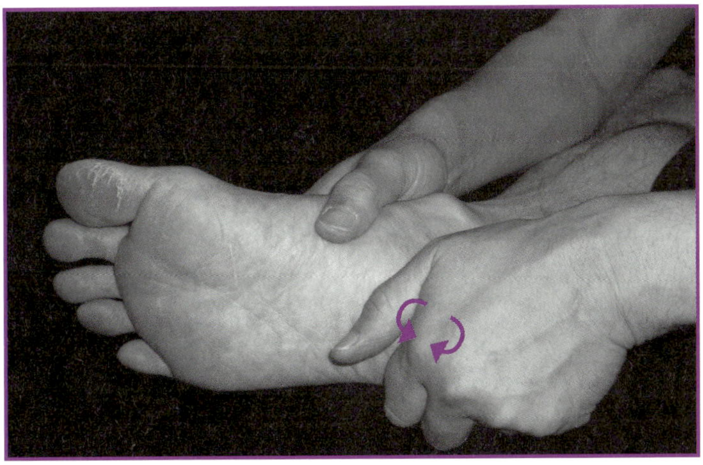

사진 96 내, 외측 회전

비골(원위경비관절, distal tibiofibular joint)

❶ 전, 후측 방향

환자는 침대에 누워서 무릎을 세운다. 검사자는 그 앞에 위치하고, 환자의 관절은 편한 상태로 두게 한다.

검사자는 환자의 내과를 한쪽 손바닥으로 감싸듯이 쥐어 고정하고, 외과의 전측에 다른 한쪽 손의 엄지손가락을, 후측에 제2, 3지의 원위지골, 중절골을 대고 잡아 전, 후측 관절운동을 살핀다. 전측 또는 후측을 살핀 후, 반대쪽을 살필 때에는 반드시 중간 위치에 한 번 정지시킨 다음에 시행하도록 한다(**사진 97**).

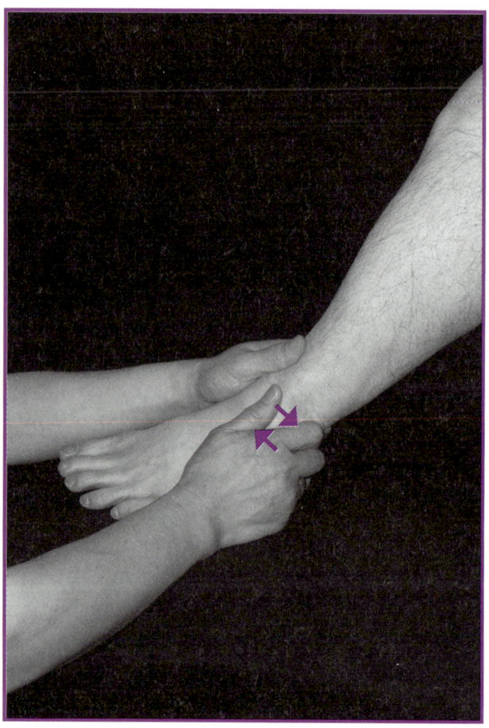

사진 97 **전, 후측 방향**

〈간접법〉

설주관절

❶ 내측, 중간, 외측설상골 · 족배, 족저측 방향

검사법은 검사자가 환자의 족배를 향하여 각각의 설상골 족배에 제2, 3지를 대고, 족저에 엄지손가락을 대고 잡는다. 옆 설상골을 고정하고 족배, 족저측 방향 관절운동을 검사한다. 내측, 중간, 외측설상골을 한 개씩 검사한다. 직접법보다 약한 힘으로 가볍게 시행한다. 관절운동이 크게 움직이는 쪽으로 조작한다.

내측설상골의 검사법(**사진 98**)과 내측설상골 족저측 방향의 조작방법(**사진 99**)을 나타낸다.

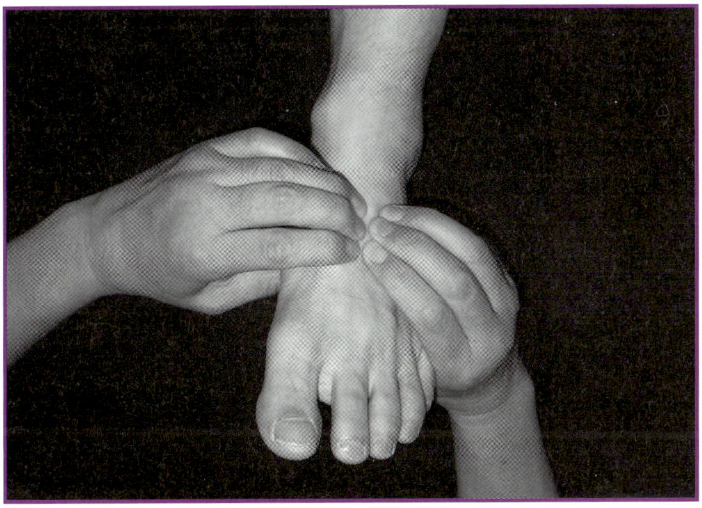

사진 98
내측설상골의 검사법

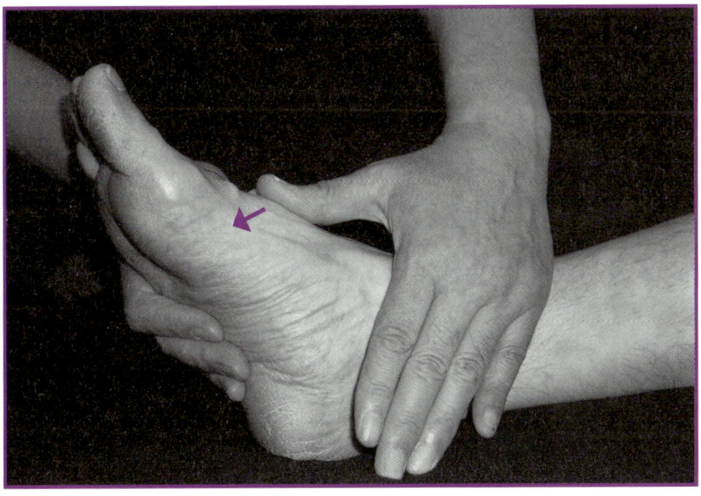

사진 99
내측설상골: 족저측 방향 조작방법

거주관절

❶ 족배, 족저측 방향

❷ 족배, 족저측 회전

검사법은 직접법과 거의 같지만, 직접법보다 약한 힘으로 가볍게 시행한다. 관절운동이 크게 움직이는 방향으로 조작한다.

주상골의 족배측 방향 조작방법을 나타낸다(**사진 100**).

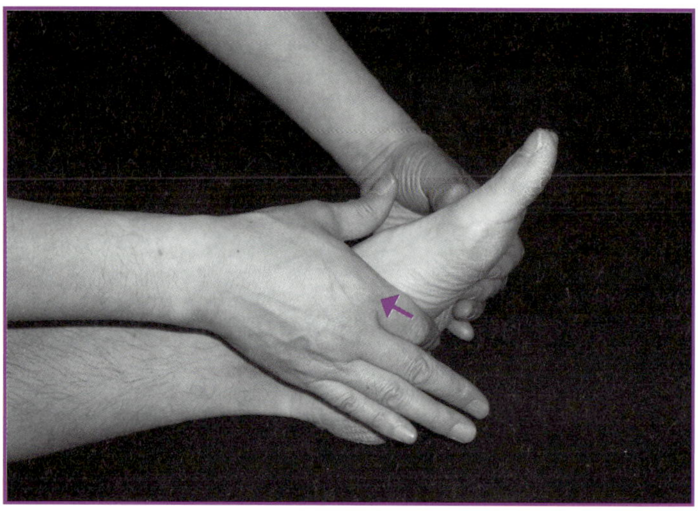

사진 100
족배측 방향 조작방법

종입방관절

❶ 배측, 족저측 방향
❷ 족배, 족저측 회전

검사법은 직접법과 거의 같지만, 직접법보다 약한 힘으로 가볍게 시행한다. 관절운동이 크게 움직이는 쪽으로 조작한다. 직접법의 변형방법으로 조작해도 괜찮다.

입방골의 족저측 방향 조작방법을 나타낸다(**사진 101**). 변형방법으로 족배측 방향 조작방법을 나타낸다(**사진 102**).

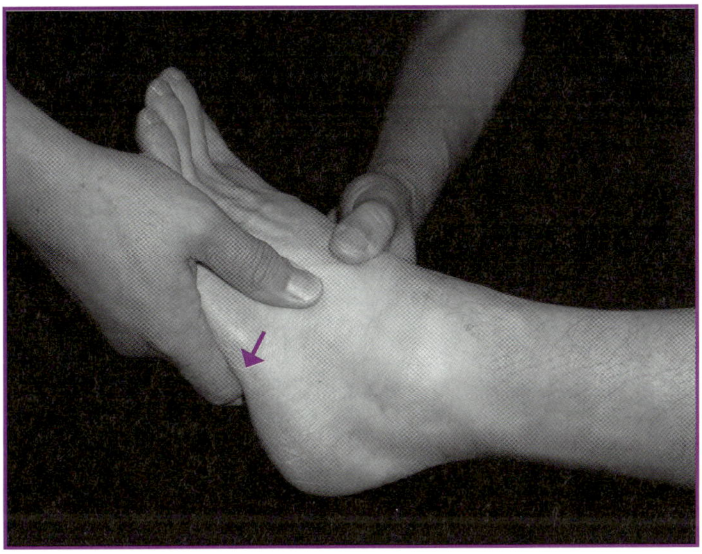

사진 101
족저측 방향 조작방법

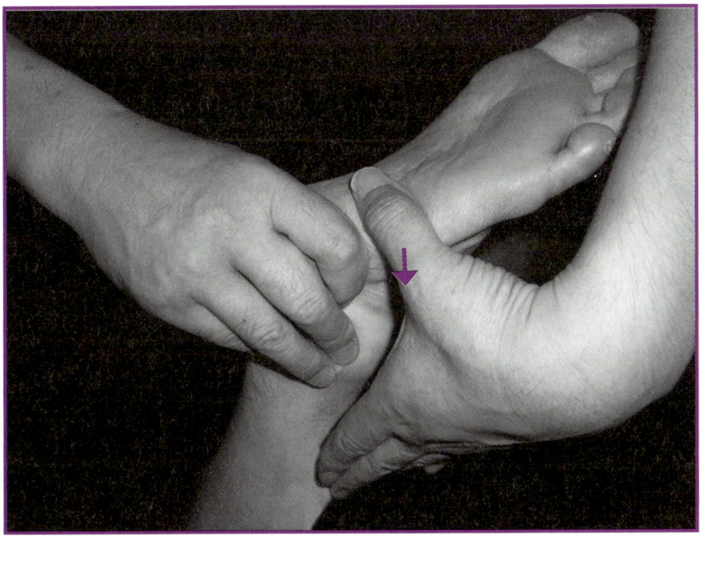

사진 102
변형방법: 족배측 방향 조작 방법

거퇴관절

❶ 전, 후측 방향
❷ 내, 외전 방향

검사법은 직접법과 거의 같지만, 장축 방향은 없다. 직접법보다 약한 힘으로 가볍게 시행한다. 관절운동이 크게 움직이는 쪽으로 조작한다.

후측 방향 조작방법을 나타낸다(**사진 103**).

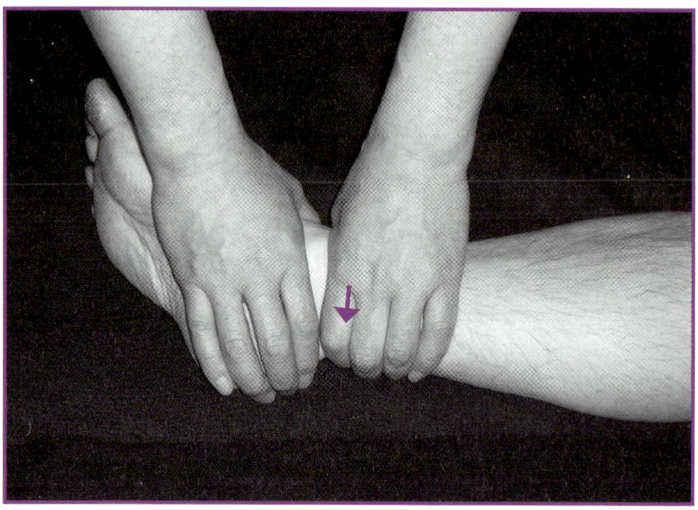

사진 103
후측 방향 조작방법

거골하관절(subtalar joint)

❶ 종골 내, 외측 방향
❷ 종골 내, 외측 회전

검사법은 직접법과 거의 같지만, 장축 방향은 없다. 직접법보다 약한 힘으로 가볍게 시행한다. 관절운동이 크게 움직이는 쪽으로 조작한다.

종골의 내측 방향으로의 조작법을 나타낸다(**사진 104**).

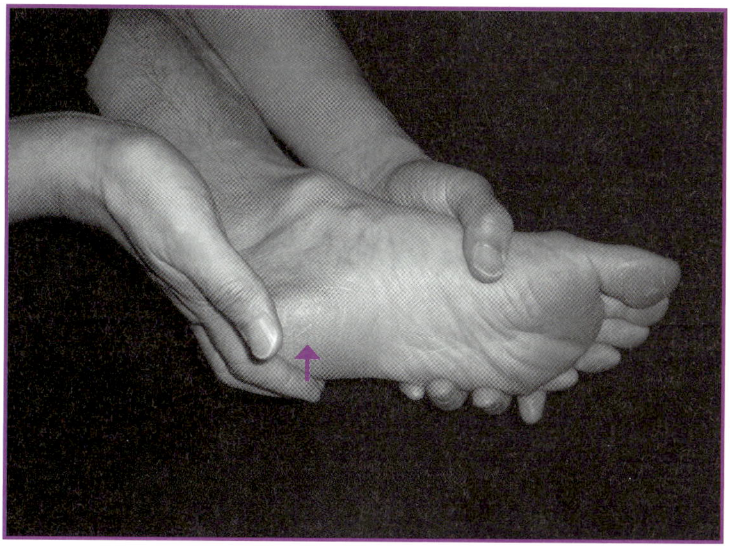

사진 104
종골의 내측 방향 조작방법

비골(원위경비관절)

❶ 전, 후측 방향

검사법은 직접법과 거의 같지만, 직접법보다 약한 힘으로 가볍게 시행한다. 관절운동이 크게 움직이는 쪽으로 조작한다.

후측 방향 조작방법을 나타낸다(**사진 105**).

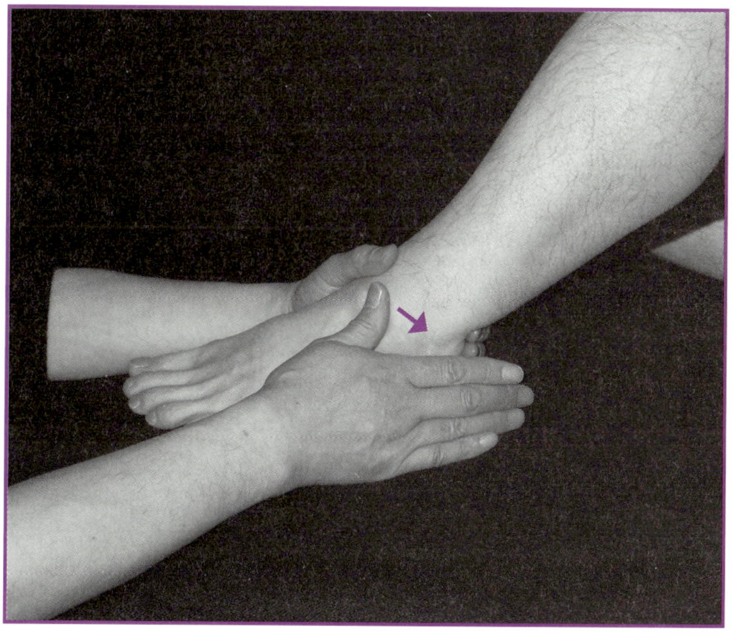

사진 105
후측 방향 조작방법

11 슬관절

〈직접법〉

슬개골(patella)

❶ 상, 하측 방향
❷ 내, 외측 방향

환자는 침대 위에 눕는다. 검사자는 환자의 무릎 외측에 위치하고, 환자의 관절을 편한 상태로 두게 한다.

❶ 상, 하측 방향

환자는 슬관절을 신전하고, 검사자는 환자의 슬개골 상부에 양쪽 제2, 3지를, 하부에 양쪽 엄지손가락을 대고, 상하측 관절운동을 살핀다. 상측 또는 하측을 살핀 후, 반대쪽을 살필 때에는 반드시 중간 위치에 한 번 정지시킨 다음에 시행하도록 한다(**사진 106**).

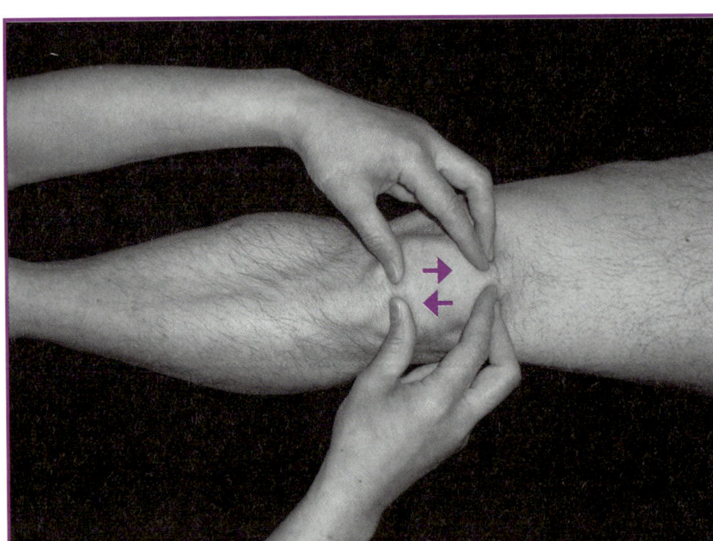

사진 106
상, 하측 방향

❷ 내, 외측 방향

환자는 슬관절을 신전하고, 검사자는 환자의 슬개골 내측에 양쪽 제2, 3지를, 외측에 양쪽 엄지손가락을 대고, 내, 외측 관절운동을 살핀다. 내측 또는 외측을 살핀 후, 반대쪽을 살필 때에는 반드시 중간 위치에 한 번 정지시킨 다음에 시행하도록 한다**(사진 107)**.

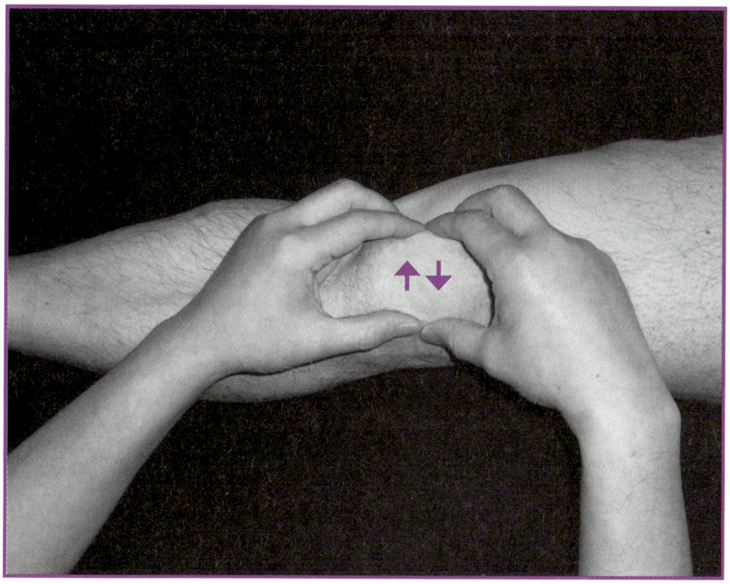

사진 107
내, 외측 방향

슬관절(knee joint)

❶ 장축 방향
❷ 전, 후측 방향
❸ 내, 외측 방향
❹ 내, 외측 회전

환자를 침대 위에 눕게 하고, 장축 방향 신전 시에는 엎드리도록 한다. 검사자는 환자의 무릎을 향하여 위치하고, 환자의 관절을 편한 자세로 두게 한다.

❶ 장축 방향

환자는 슬관절을 90° 굴곡시킨다. 검사자는 환자의 머리 쪽에 있는 무릎을 환자의 대퇴부 후면의 슬관절 부근에 올려 고정시킨다. 양 손바닥으로 환자의 내, 외과 근위부를 잡고 또는 한쪽 손으로 아킬레스건 아래의 종골부, 다른 한 손으로 족관절 부근의 족배부를 잡는다. 장축 방향으로 견인하여 관절운동을 살핀다. 이때 연부조직을 이완시킨 후 시행하도록 한다(**사진 108**).

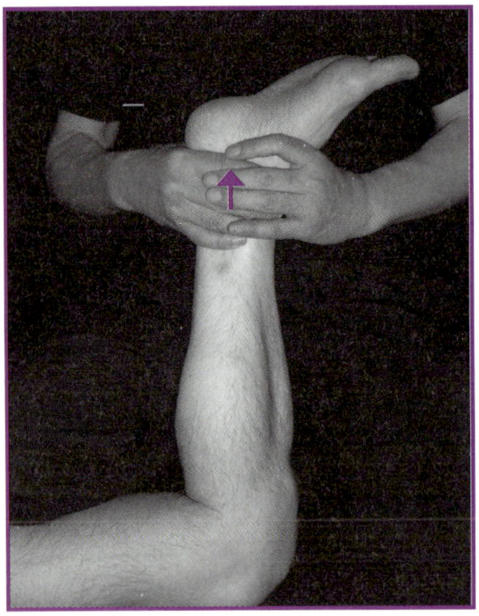

사진 108 장축 방향

❷ 전, 후측 방향

환자는 고관절과 무릎을 굴곡시킨다. 검사자는 환자의 족배에 앉아서 둔부로 다리를 고정하고, 슬관절을 움직이지 않도록 한다. 하퇴부 근위부의 슬개건 양 옆에 양쪽 엄지손가락을 대고, 다른 손가락을 이용해 후방(posterior)으로 회전시켜 하퇴를 잡아 경골과 대퇴골 사이의 전, 후측 관절운동을 살핀다. 전측 또는 후측을 살핀 후, 반대쪽을 살필 때에는 반드시 중간 위치에 한 번 정지시킨 다음에 시행하도록 한다(**사진 109**).

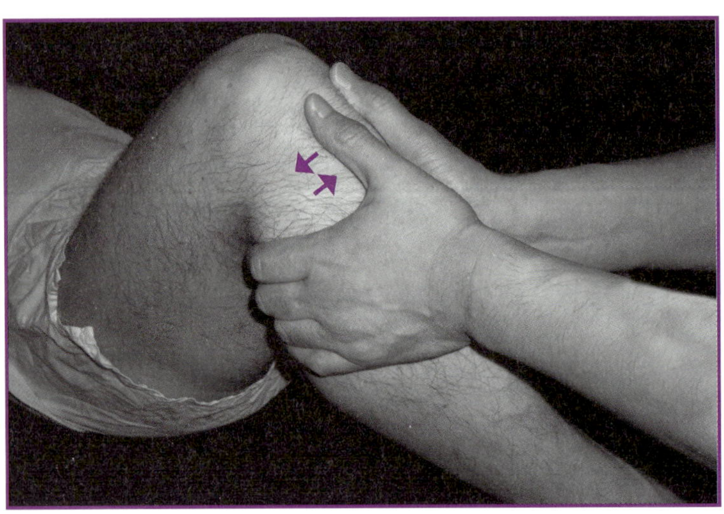

사진 109
전, 후측 방향

❸ 내, 외측 방향

검사자는 침대 위에 올라 환자의 무릎을 30° 정도 굴곡시켜, 검사자의 무릎 위에 놓고 하퇴 근위 내측 또는 외측을 손바닥으로 잡아 고정한다. 그 반대 외측 또는 내측에 제2중수지절 관절의 요측을 슬관절 간극에 대고 내, 외측 관절운동을 살핀다. 이때 고관절이 내, 외회전을 하지 않고 중간위에 있는 것을 확인하고 나서 시행한다. 내측 방향 조작법을 나타낸다(**사진 110**). 외측 방향 조작은 각각 손을 바꿔가며 시행한다.

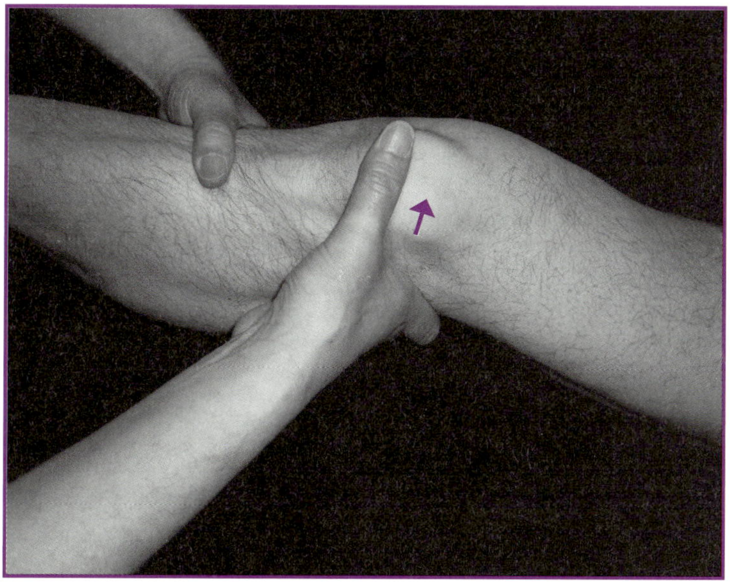

사진 110 내측 방향

❹ 내, 외측 회전

검사자는 환자에 대해 한쪽 다리를 침대 위에 올려 두고, 무릎을 90° 전후 굴곡시킨다. 환자의 고관절, 슬관절은 90°로 굴곡시켜, 검사자의 무릎 위에 하퇴를 올려 둔다. 검사자는 한쪽 손으로 환자의 족관절 내, 외과 상방(superior)을 잡고, 다른 한 손으로 경골 관절 하연의 내측과, 외측과 부근을 엄지손가락과 제2지로 잡아 두고, 다른 손가락과 손바닥으로 무릎 관절을 고정한다.

환자의 내과, 외과 상방을 잡고 있는 손으로 내, 외회전하여 그 움직임을 경골의 내측과, 외측과에 접촉한 엄지손가락과 제2지로 확인한다. 내, 외회전을 할때 중간위에서 시작하도록 주의한다. 내, 외회전 관절운동을 살핀 후, 반대쪽을 살필 때에는 반드시 중간 위치에 한 번 정지시킨 다음에 시행하도록 한다(**사진 111**).

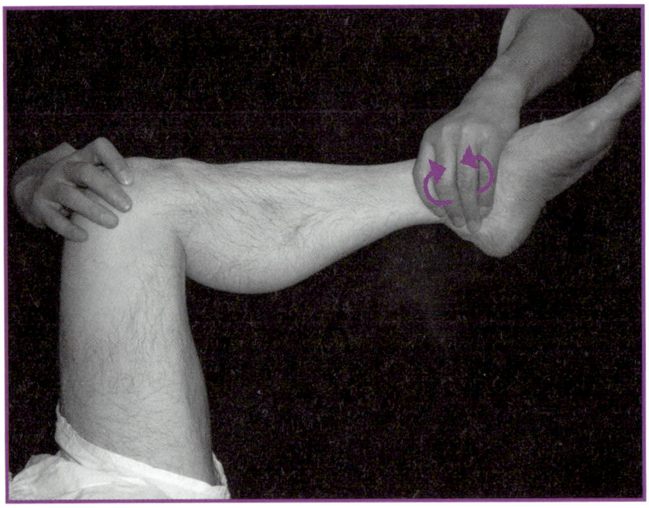

사진 111　내, 외회전

비골(근위경비관절, proximal tibio fibular joint)

❶ 전, 후측 방향

환자는 침대 위에 누워 무릎을 세운다. 검사자는 환자의 무릎을 향하여 위치하고, 환자의 관절을 편한 상태로 두게 한다.

검사자는 환자의 경골 근위를 내측에서 한쪽 손바닥으로 싸듯이 잡아 고정하고, 다른 한쪽 손으로 비골의 전측에 엄지손가락을, 후측에 제2, 3지의 원위지골과, 중절골을 대고 잡아 전, 후측 관절운동을 살핀다. 전측 또는 후측을 살핀 후, 반대쪽을 살필 때에는 반드시 중간 위치에 한 번 정지시킨 다음에 시행하도록 한다(**사진 112**).

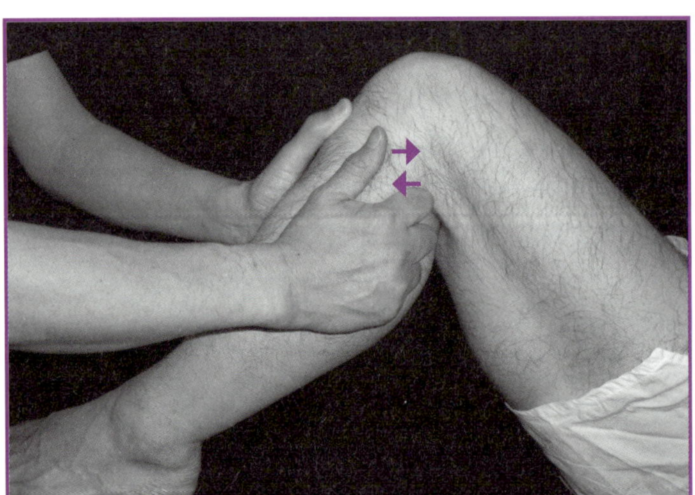

사진 112　전, 후측 방향

〈간접법〉

슬개골

❶ 상, 하측 방향

❷ 내, 외측 방향

검사법은 직접법과 거의 같지만, 직접법보다 약한 힘으로 가볍게 시행한다. 관절운동이 크게 움직이는 쪽으로 조작한다.

상측 방향 조작방법을 나타낸다(**사진 113**).

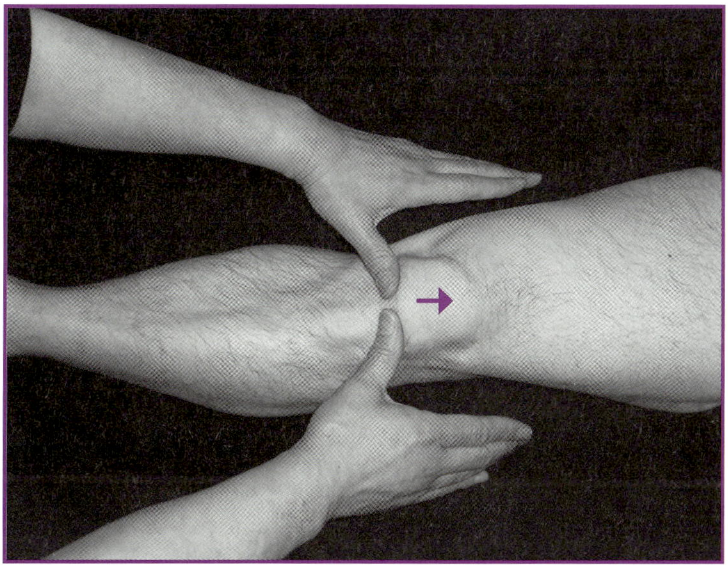

사진 113
상측 방향 조작방법

슬관절

❶ 전, 후측 방향

❷ 내, 외측 방향

❸ 내, 외측 회전

검사법은 직접법과 거의 같지만, 장축 방향은 없다. 직접법보다 약한 힘으로 가볍게 시행한다. 관절운동이 크게 움직이는 쪽으로 조작한다.

내측 방향 조작방법을 나타낸다(**사진 114**).

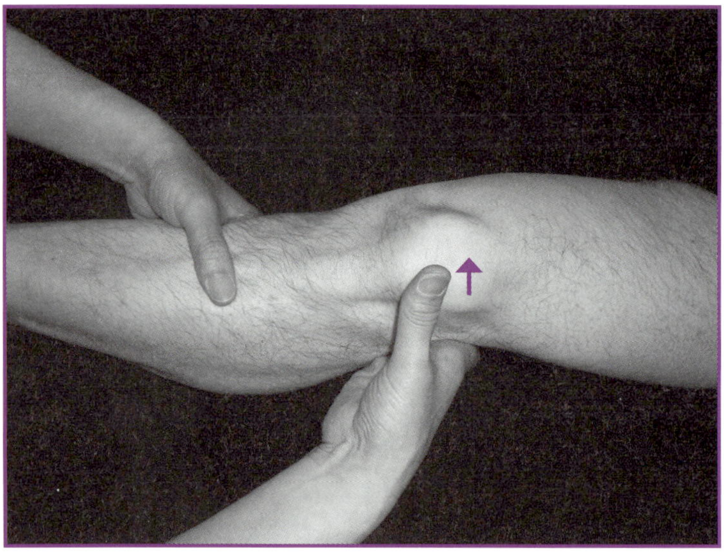

사진 114
내측 방향 조작방법

비골(근위경비관절)

❶ 전, 후측 방향

검사법은 직접법과 거의 같지만, 직접법보다 약한 힘으로 가볍게 시행한다. 관절운동이 크게 움직이는 방향으로 조작한다.

후측 방향 조작방법을 나타낸다(**사진 115**).

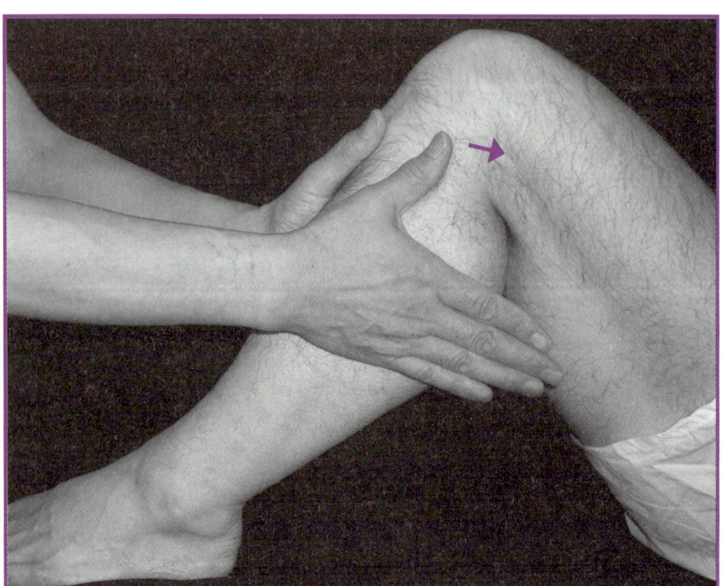

사진 115
후측 방향 조작방법

12 고관절

〈직접법〉

고관절(hip joint)

❶ 장축 방향
❷ 외측 방향
❸ 하측 방향
❹ 후측 방향
❺ 전측 방향

전측 방향 검사를 할 때는 환자를 엎드리게 하고, 그 외에는 검사시는 누워서 검사한다. 장축 방향 검사 시 환자를 고정할 필요가 있는 경우도 있다. 각각의 검사 시 검사자는 적합한 곳에 위치한다. 좌우 고관절에서 각각의 방향의 관절운동을 비교하는 것이 바람직하다.

❶ 장축 방향

환자는 침대 끝에 눕는다. 검사자는 환자의 슬관절 외측에 환자의 머리쪽(rostral)을 향하여

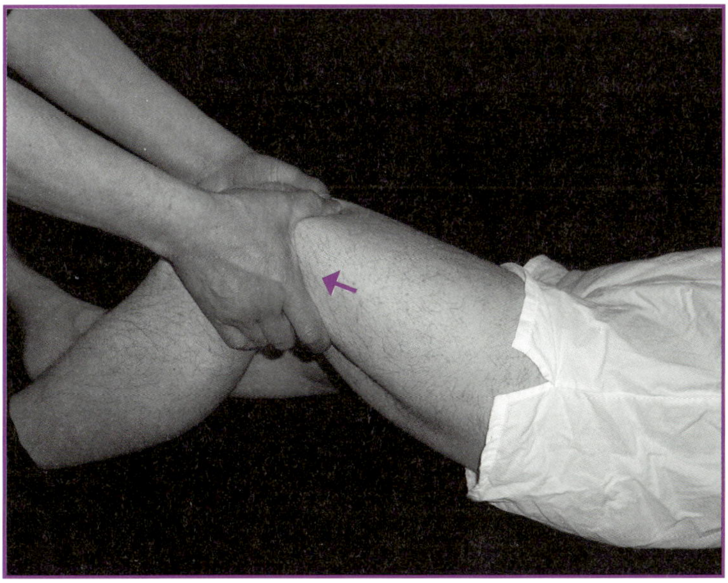

사진 116 장축 방향

선다. 검사자는 환자의 슬관절 바로 위를 좌우에서 양쪽 손바닥으로 감싸 검사자의 체중을 이용해 장축 방향으로 견인하여 관절운동을 살핀다. 이때 연부조직을 이완시킨 후 살피도록 한다(**사진 116**).

❷ 외측 방향

환자는 침대 끝에 눕는다. 검사자는 환자의 고관절 외측을 향하여 위치한다. 환자의 고관절을 90° 굴곡시키고, 검사자는 환자의 대퇴부 근위 내측에 양 손가락을 끼고 잡아, 대퇴부 원위 외측을 환자의 다리 쪽에 있는 검사자의 어깨로 지탱하여 그곳을 조작 시의 지점으로 사용하여 외측 관절운동을 살핀다. 이때 연부조직을 이완시킨 후 살피도록 한다(**사진 117**).

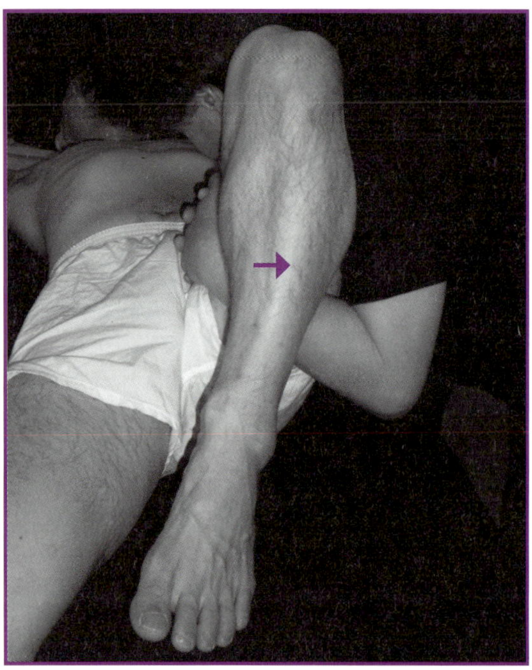

사진 117 **외측 방향**

❸ 하측 방향

환자는 침대 끝에 눕는다. 검사자는 환자의 슬관절 외측에서 머리쪽(rostral)을 향하여 위치한다. 환자의 고관절, 슬관절을 90° 굴곡시키고, 검사자는 환자의 대퇴부 근위 전측에 양 손가락을 끼고 잡아 대퇴부 원위 후측을 내측에 있는 검사자의 어깨로 지탱하여 그곳을 조작 시의 지점으로 사용하여 하측으로의 관절운동을 살핀다. 이때 연부조직을 이완시킨 후 살피도록 한다(**사진 118**).

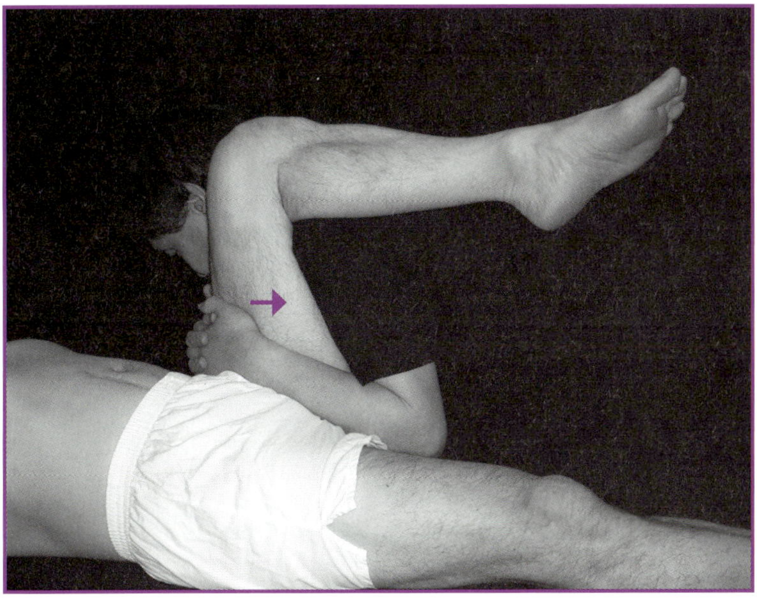

사진 118 하측 방향

❹ 후측 방향

검사자는 환자의 시술할 다리를 침대 끝에 위치하게 하고, 후상장골극 밑에 타월을 두고 하복부를 조금 높게 하여 눕게 한다. 검사자는 환자의 시술할 다리 쪽을 향하여 위치하고, 양손을 겹쳐 환자의 서혜부 하부에 후방(posterior)으로 조작해 가며 후측 관절운동을 살핀다. 이때 연부조직을 이완시킨 후 살피도록 한다(**사진 119**).

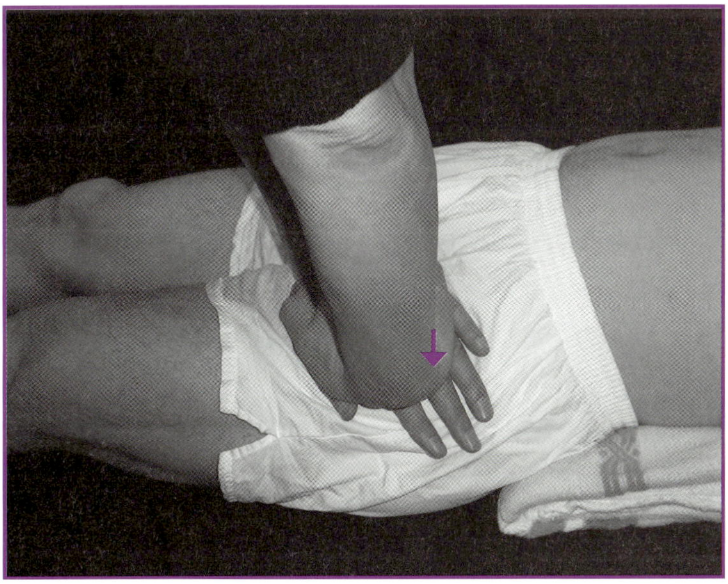

사진 119 후측 방향

❺ 전측 방향

검사자는 환자의 시술할 다리를 침대 끝에 위치하게 하고, 후상장골극 아래 타월을 두어 둔부를 조금 높게 하여 눕게 한다. 검사자는 환자의 시술 다리 쪽을 향하여 위치하고, 양손을 겹쳐 환자의 좌골결절(ischial tuberosity) 하방(inferior)에 둔다. 전방으로 조작해 가며 후측 관절운동을 살핀다. 이때 연부조직을 이완시킨 후 살피도록 한다(**사진 120**).

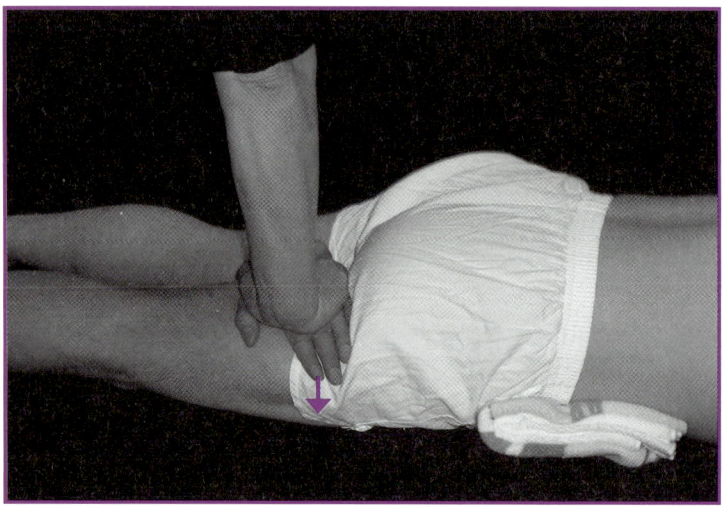

사진 120 **전측 방향**

〈간접법〉

고관절

❶ 고관절 외회전 검사법
❷ 고관절 내회전 검사법
❸ 고관절 내전법
❹ 고관절 외전법
❺ 고관절 압박법

환자는 고관절 내전법 및 외전법에서는 앉고, 검사자는 그 앞에 위치한다. 고관절 외회전 검사법, 내회전 검사법, 고관절 내전법 및 외전법의 변형 방법, 고관절 압박법에서는 환자를 엎드리게 한다. 검사자는 환자의 환측을 마주보고 위치한다.

❶ 고관절 외회전 검사법

검사자는 환자의 외측에 위치하고, 환자의 고관절 및 슬관절을 굴곡시켜 하지를 외전, 외회전시킨다. 패트릭 테스트와 비슷하지만 외과를 반대쪽 슬관절 상부 위에 올리지 않는다. 내측 손으로 반대쪽 전상장골극을 누르고, 외측 손은 무릎을 침대 쪽으로 누른다. 이때 환자가 서혜부의 통증, 고관절 근육군의 통증이나 저항이 느껴지는지 물어본다. 반드시 좌우 양측에서 관절 통증, 긴장 및 움직임을 확인한다(**사진 121**).

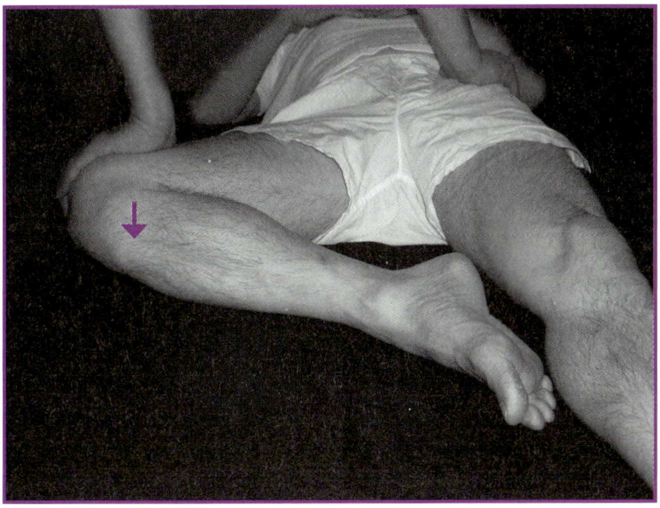

사진 121
고관절 외회전 검사법

❷ 고관절 내회전 검사법

검사자는 환자의 외측에 위치하고, 환자의 고관절 및 슬관절을 굴곡시켜 손바닥으로 환자의

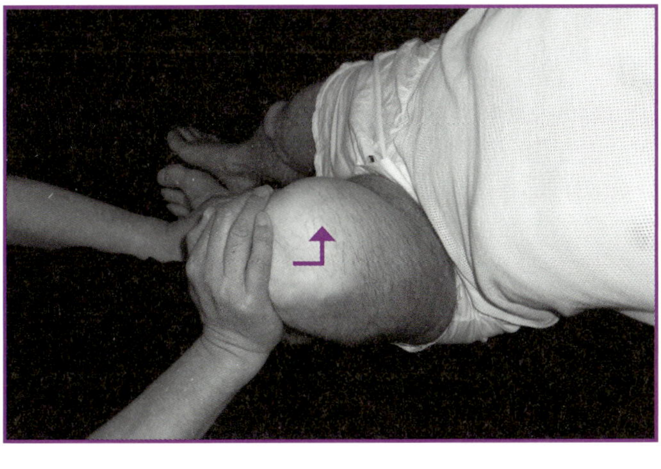

사진 122
고관절 내회전 검사법

무릎을 가슴쪽으로 힘을 가하면서 무릎이 정중선에 향하도록 내회전 시킨다. 이때 환자의 고관절 및 근육에 통증이나 저항이 느껴지는지 물어본다. 반드시 좌우 양측에서 관절의 통증이나 긴장, 움직임을 확인한다(**사진 122**).

❸ 고관절 내전법

환자가 고관절 외회전에 제한이 있을 때 시행한다.

환자는 조작하는 하퇴 외측면을 반대쪽 대퇴 전부에 올려놓고, 검사자는 외측 손의 제 2~4지를 환자의 대전자 전방부와 대퇴골 경부에 대고, 다른 한손으로는 환자의 무릎을 들어올린다. 검사자는 환자의 고관절을 내전시키며 외측 손의 제2~4지에 저항이 느껴지는 지점에서 멈춘다(**사진 123**). 시간이 조금 걸릴 가능성이 있다.

변형방법으로는 환자의 대전자 전방부에 엄지손가락을 대고 시행한다(**사진 124**).

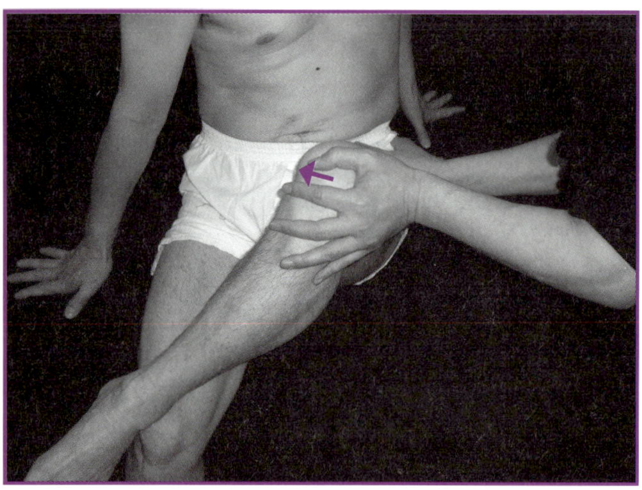

사진 123
고관절 내전 조작방법

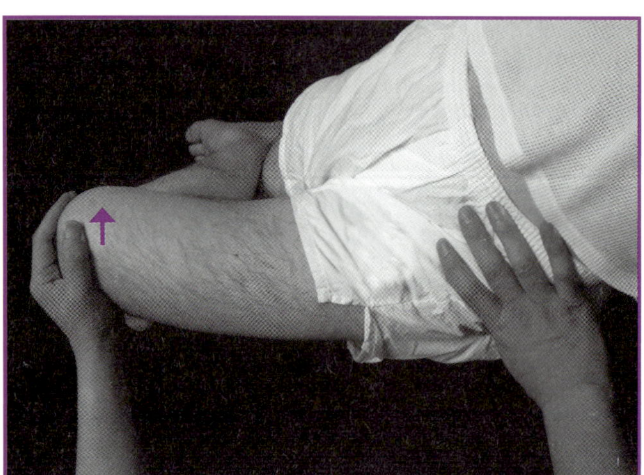

사진 124
변형방법: 고관절 내전 조작방법

❹ 고관절 외전법

환자가 고관절 내회전에 제한이 있을 때 시행한다.

환자는 조작하는 하퇴 외측면을 반대쪽 대퇴 전부에 올려놓고, 검사자는 외측 손의 제 2~4지를 환자의 대전자 전방부와 대퇴골 경부에 대고, 다른 한손으로는 환자의 무릎을 잡는다. 검사자는 환자의 고관절을 내전시키며 외측 손의 제2~4지에 저항이 느껴지는 지점에서 멈춘다(**사진 125**). 시간이 조금 걸릴 가능성이 있다.

변형방법에서는 환자의 대전자 후면에 엄지손가락을 대고 시행한다(**사진 126**).

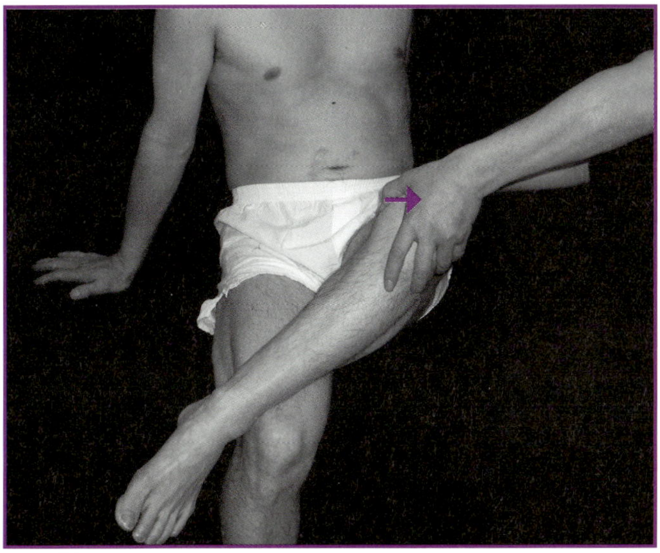

사진 125
고관절 외전 조작방법

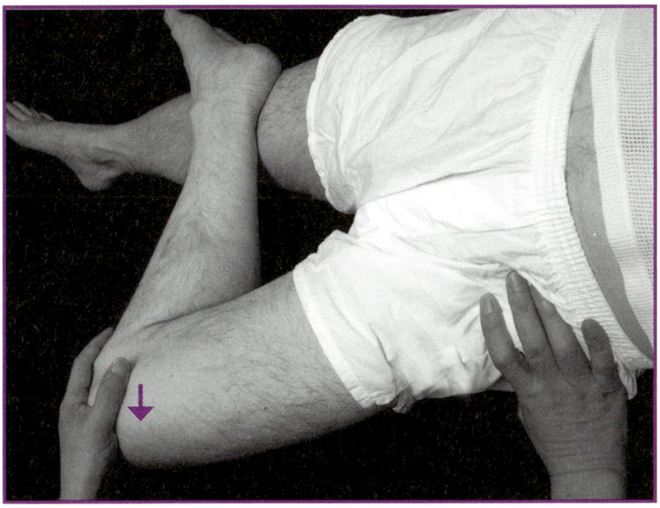

사진 126
변형방법: 고관절 외전 조작 방법

⑤ 고관절 압박법

환자의 고관절을 90° 굴곡시키고, 45° 외전(환자의 굴곡, 외전의 상태에 따른다)시킨다. 검사자는 환자의 슬개골 부위를 양 손바닥으로 잡아 그 위에 검사자의 배 또는 가슴을 대고 대퇴골을 골반 방향으로 압박하여 누르는 방법을 수회 반복하여 조작한다(**사진 127**).

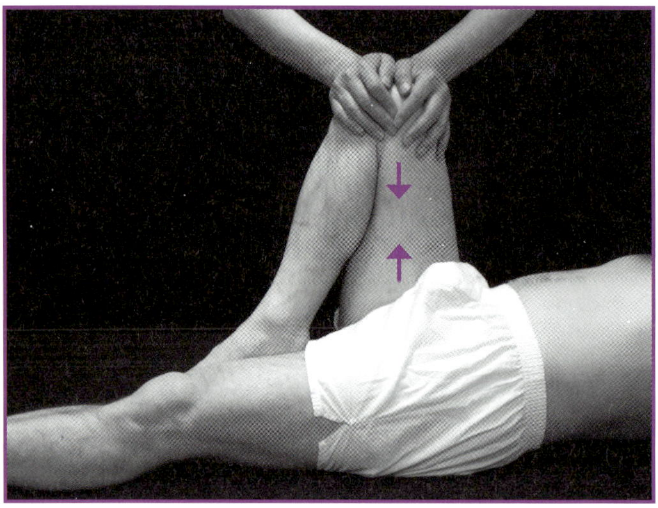

사진 127
고관절 압박 조작방법

13 골반, 척주의 움직임

(1) 골반의 움직임

골반은 좌우 한 쌍의 관골[관골(zygomatic bone)은 장골(ilium), 좌골(ischium) 및 치골(pubis)로 구성되어 있으며, 성장하면서 유합된다]과 천골(sacrum), 미골(coccyx)로 형성되어 있다. 천골과 장골은 후면에서 좌우 천장관절(sacroiliac joint)로 연결되며, 전면에서는 좌우 장골이 치골결합(pubic symphysis)에 의해 결합되어 있다.

제5요추(5th lumbar)가 지탱하고 있는 체중은 천골 및 장골익(ala of ilium)에 의해 두 갈래로 나뉘어져 관골구(acetabulum)로 전해진다. 천골은 그 체중을 지탱하기 때문에 장골의 인대[promontory, 천골저(base of sacrum)의 전부가 전방(anterior)에 튀어나와 있는 곳]가 전하방(anterior and inferior)으로 움직일 때는 천골첨(apex of sacrum) 및 미골은 후상방(posterior and superior)으로 움직인다. 이 운동은 전천장인대(anterior sacroiliac ligament), 천극인대(sacrospinous ligament), 천결절인대(sacrotuberous ligament)에 의해 억제되고 있다. 전하방에서 돌아오는 운동 및 반대운동에서 천골의 갑각은 후하방(posterior and inferior)으로 움직이고, 천골첨 및 미골은 전상방(anterior and superior)으로 움직인다. 이 움직임은 전천장인대와 후천장인대(posterior sacroiliac ligament)에서 억제되고 있다**(그림 27 천골의 움직임)**.

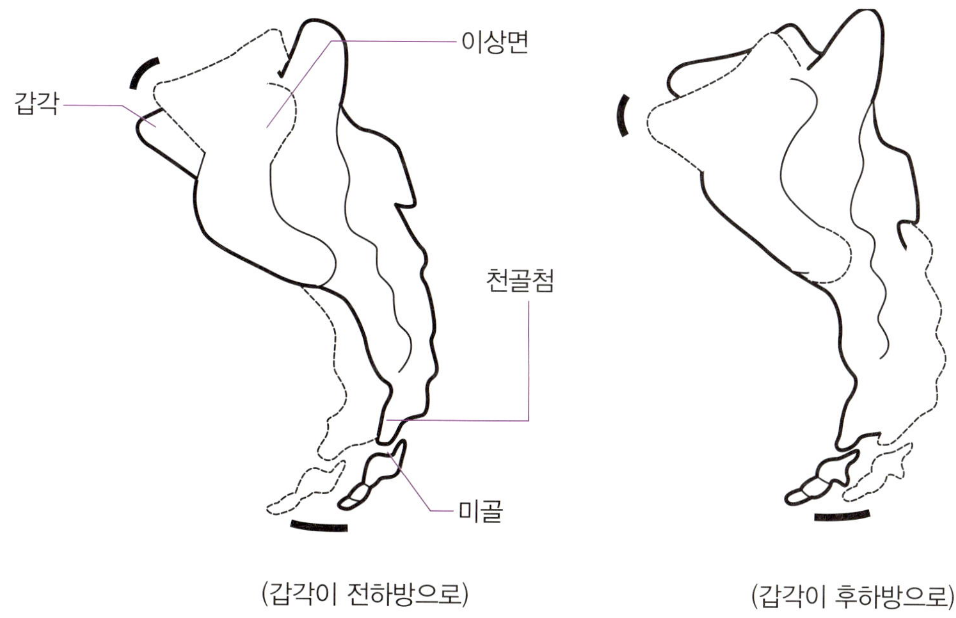

그림 27 천골의 움직임

또한 자연스러운 상태에서 서 있는 경우에는 천골의 윗면인 천골저에 천골에서부터 상반신의 체중이 부가되기 때문에 천골의 갑각은 전하방으로 운동이 일어난다. 그러나 이 운동은 빠르게 전천장인대에 의해 억제되며 또한 천골극인대 및 천결절인대에 의해서도 억제된다.

골반은 고관절 신전위 시 장요근인 대요근, 소요근(psoas minor muscle, 약 40%의 사람에게는 없다), 장골근의 수축에 의해 전방 경사하며, 그때 요추전만은 증강한다. 고관절 굴곡위 시에는 햄스트링인 대퇴이두근, 반건양근, 반막양근과 대퇴근의 수축에 의해 후방(posterior) 경사가 일어나 요추전만을 감소시킨다.

(2) 요추의 움직임

요부에서는 요추(lumbar)가 상체의 체중을 지탱하기 때문에 요추로 전만을 만듦에 따라 요부를 중심으로 가까운 상태로 유지하고 있다. 추간판(intervertebral disc)은 경추(cervical vertebrae), 흉추(thoracic vertebrae)보다 두껍고, 약 9mm이다. 천골각[sacral cornua, 제1천추(1st sacral vertebra) 상연의 경사가 수평변에 대해 이루는 각도]은 30°, 요천각[요추천골각

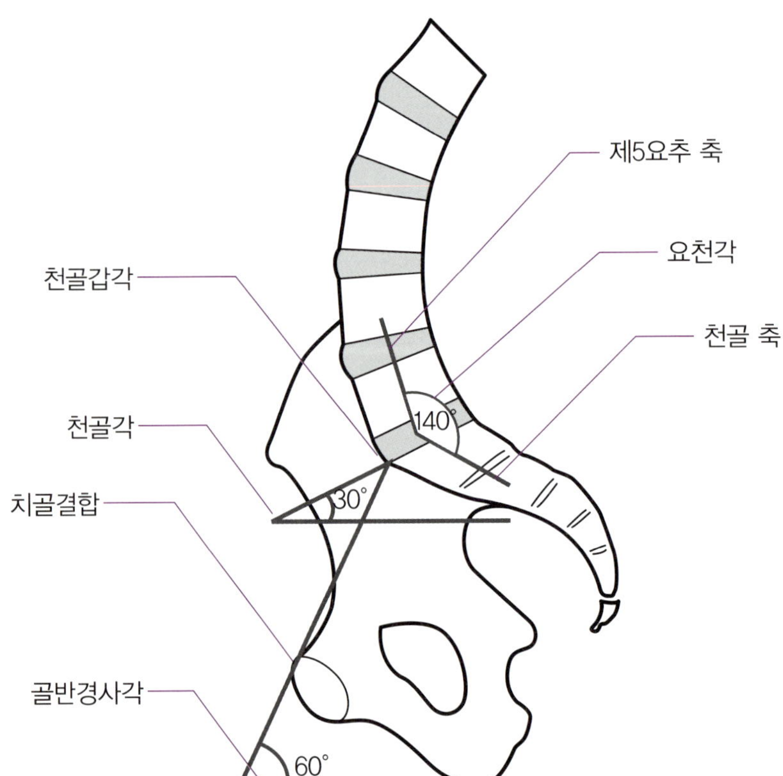

그림 28 천골각, 요천각, 골반 경사각

(lumbosacral angle), 제5요추 축과 천골 축의 연장선이 이루는 각도]은 약 140°, 골반경사각(천골의 갑각과 치골결합을 연결하는 선과 수평선으로 만들어진 각도)은 약 60°로 되어 있다 **(그림 28 천골각, 요천각, 골반 경사각)**.

제4요추 및 제5요추의 늑골돌기(costal process)와 장골릉 사이에는 장요인대(iliolumbar ligament)가 부착되어 있어 척추와 골반을 연결하고 있다. 이 장요인대는 천장관절의 움직임을 제어하는 기능에도 관여하고 있다.

요추를 굴곡하면 상위추체가 조금 전향하고, 추간판의 전방은 좁아지며, 후방(posterior)에서는 두꺼워진다. 이때, 수핵(nucleus pulposus)은 후방으로 이동한다. 이에 따라 추간관절(zygapophysial joint)의 인대 등은 신전되어 황색인대(yellow ligament), 극간인대(interspinal ligament), 극상인대(supraspinal ligament)나 후종인대(posterior longitudinal ligament) 등에 의해 굴곡이 억제된다. 요추를 신전하면 상위추체는 후경하고, 추간판은 후방에서 두께가 얇아지고 전방에서는 두께가 두꺼워진다. 수핵은 전방으로 이동하며, 상위추와 하위추의 극돌기(spinous process)가 부딪히는 골성 제한과 전종인대(anterior longitudinal ligament)에 의해 억제된다. 굴곡의 가동범위는 약 60°, 신전의 가동범위는 20° 정도이다. 굴곡, 신전의 가동범위는 제4~5요추 간에서 가장 크고, 상위로 갈수록 작아진다. 측굴 시 상위추체는 측굴 방향을 향하여 기울어지고 추간판은 반대쪽을 향하여 조금 두꺼워진다. 수핵은 반대쪽으로 조금 이동하며 반대쪽의 횡돌간인대(intertransverse ligament), 황색인대나 관절낭 등이 신전됨에 따라서 측굴이 억제된다. 반대쪽 장요인대도 신장되어 움직임의 억제에 관여한다. 제5요추~제1천추 간에 의한 측굴이 가장 작고, 제3~4요추 간의 가동범위가 가장 크다. 측굴의 전체 가동범위는 한쪽에 20~30° 정도이다. 요추의 회전은 경추, 흉추에 비해 가장 작다. 회전의 가동범위는 한쪽으로 5° 로서, 한 개의 요추는 한쪽으로 1°밖에 회전할 수 없다.

측굴은 요추의 외측에 있는 근육으로 요방형근(quadratus lumborum muscle)과 대요근, 소요근이 주로 작용하며 외복사근(obliquus externus abdominis muscle), 내복사근(obliquus internus abdominis muscle)은 보조근으로 작용한다. 한쪽 요방형근에 의한 수축은 같은 쪽에 척주가 측굴, 한쪽 대요근과 소요근의 수축은 고관절을 고정한 경우 같은 쪽으로 척주가 측굴된다. 대요근은 요추에 부착되어 있기 때문에 요추의 전만을 강화한다. 또한 반대로 고관절 신근이기도 한 대둔근, 햄스트링의 수축에 의해 골반이 후방으로 경사되면 천골은 후경하고, 요추전만이 감소된다. 굴곡에는 복직근(rectus abdominis)이 주로 작용하고, 내복사근과 외복사근은 그 보조근으로 작용하고 있다. 신전에는 극근(spinalis muscle), 최장근(longissimus muscle), 장늑근(iliocostalis muscle)이 작용하며, 극간근(interspinales muscles)이 보조근으로 작용하고 있다.

(3) 흉추의 움직임

흉부는 흉강 내에 심장과 같은 장기가 있기 때문에 후만하고 있으며 흉추의 추간판 두께는 약 5mm이다.

흉추의 신전에서 추간판은 후방(posterior)에서 좁아지며, 전방(anterior)은 두꺼워지고, 수핵은 전방으로 움직인다. 상하 관절돌기(superior and inferior articular process)와 극돌기가 경사되어 가까워지며 전종인대도 신장되어 이에 따라 신전의 움직임은 억제된다. 흉추 굴곡에서 추간판은 후방이 두꺼워지고 전방은 좁아지며, 수핵은 후방으로 움직인다. 후종인대, 극간인대, 황색인대, 관절낭 등에 의해 굴곡이 억제된다.

흉요추부의 운동범위는 굴곡은 약 105°, 신전은 60° 정도이다. 측굴은 관절돌기가 측굴측에서 접근하고, 반대쪽에서는 황색인대, 횡돌간인대 등이 긴장함에 따라서 억제된다. 흉요추부의 측굴 운동범위는 약 50°이다.

흉추는 늑골과 관절 결합하고 있으며, 흉추의 운동과 흉곽(thorax)의 운동은 서로에게 영향을 주고 있다. 흉추가 측굴되면 반대쪽에 위치하고 있는 흉곽은 올라가고, 늑산(intercostal)은 확대되며, 늑간강(intercostal space)은 확장된다. 측굴측에서는 반대로 흉곽은 하강하고, 작아지며, 늑간강은 축소된다. 흉추에 의한 운동은 거의 같은 위치에 있는 늑골도 같은 운동을 일으키고 있지만, 그 운동은 전방부에 있는 흉골(sternum)에 늑연골(costal cartilage)이 결합되어 있어 억제되고 있다. 흉추를 굴곡하면 흉곽은 외방(exterior)으로 확장되어 가지만, 반대로 신전의 경우는 축소된다.

요추 간의 회전 운동에 비해 흉추 간의 회전 움직임은 약 3배이기 때문에 흉추의 회전 운동 범위가 훨씬 크다. 회전 운동은 늑연골, 흉골에 의해 제어된다.

또한 상부 7쌍의 늑골은 진늑골(true rib)로서 늑연골에 의해 흉골로 직접 이어지고 있지만, 하부늑골 3쌍은 가늑골(false rib)로서 흉골과는 접속하지 않고, 바로 위의 늑골과 연결되고 있다. 제11, 12늑골도 가늑이지만 늑골 및 흉골과는 이어지지 않고, 부유늑골(floating rib)과 이어져 있다.

흉요부에서의 회전은 약 40°이다. 흉요부의 회전은 척주의 근군인 장늑근, 최장근, 극근 등과 복부 외측근군인 동측의 내복사근, 반대측의 외복사근의 수축에 의해 일어난다.

흉추와 늑골 사이에는 늑골두관절(articulation of head of rib)과 늑횡돌관절(articulatio costotransversaria)의 두 종류의 관절이 있으며, 이 관절들은 하나의 관절(늑추관절, costovertebral joint)로 연결되고 있다. 늑골두관절은 제1, 11, 12늑골두가 같은 위치의 흉추추체의 늑골와(costal fovea)와 관절을 형성하고, 제2~10늑골두는 제1~10흉추의 위 및 아래의 늑골와와 추간판의 섬유륜(annulus fibrosus) 사이에서 관절을 형성하여 늑골두(head of rib)에서 상하 추체와 추간판을 향하여 방사상늑골두인대(radiate ligament of head of rib)에 의해 관절을 보강하고 있다(**그림 29 흉추와 늑골의 위치 관계**). 늑횡돌관절은 제1~10늑골결절관절면

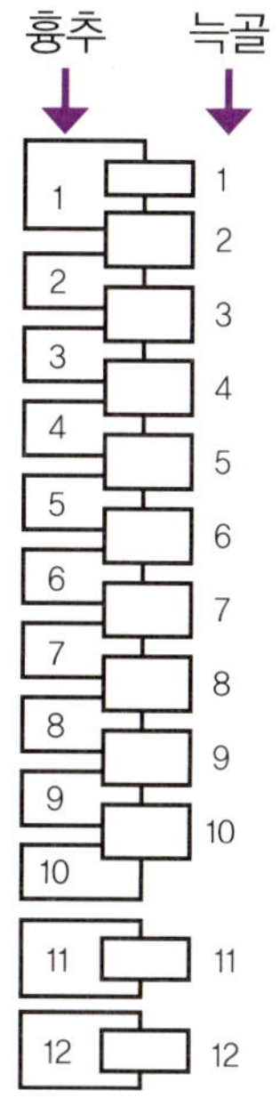

그림 29 흉추와 늑골의 위치 관계

(1st~10th articular surface of tubercle)과 같은 위치에 존재하며, 흉추의 횡돌기(transverse process) 선단의 전면에 있는 횡돌늑골와(fovea costalis transversalis) 사이에서 연결되고 있으며, 횡돌기와 이어지는 외측늑횡돌인대(lateral costotransverse ligament), 하나 위의 횡돌기를 연결하는 상늑횡돌인대(superior costotransverse ligament)가 보충하고 있다.

(4) 경추의 움직임

경부는 머리의 무게를 지탱하기 때문에 전만을 형성하여 중심에 가까운 상태로 되어 있다. 경추부 추간판의 두께는 약 3mm이다.

환추(atlas, 제1경추)와 축추(axis, 제2경추)는 상부경추라고도 하며, 후두골(occipital bone)과 결합되어 있다. 하부경추는 제3~7경추라고 한다.

환추와 후두골 사이에는 환추의 상관절와(fovea articularis superior)와 후두골의 후두과(occipital condyle)로 환추후두관절(atlanto occipital joint)을 형성하고 있으며, 환추와 축추는 정중환축관절(median atlantoaxial joint)과 외측환축관절(lateral atlantoaxial joint)로 연결되고 있다. 축추는 추체 상면에서 상방을 향하여 치돌기(dens)가 튀어나와 있다. 정중환축관절은 축추의 치돌기와 환추의 전궁(anterior arch), 환축횡인대(transverse ligament)로 연결되어 있다. 외측환축관절은 환추의 하관절면과 축추의 상관절면이 관절을 형성한다. 또한 치돌기는 익상인대(alar ligament)와 치첨인대(apical dental ligament)로 후두골과 연결되어 있다. 축추와 제3경추 및 하부경추는 다른 척추관절(vertebral joint)과 마찬가지로 상하 관절면에서 연결되며, 추간판도 있다. 제3경추 이하의 하부경추는 거의 같은 추골(malleus) 모양을 하고 있다.

환추후두관절의 전굴, 후굴 운동범위는 전굴에서 약 10°, 후굴에서는 약 15°이며, 전굴은 관절낭이나 환추십자인대(cruciate ligament of atlas) 등의 인대에서 억제되고, 후굴은 후두골, 환추의 후궁(posterior arch), 척추(spine)의 극돌기에서 골성 억제가 된다. 측굴의 운동범위는 약 3°, 측굴은 익상인대와 관절낭에 의해 억제된다. 또한 환추후두관절은 익상인대에 의해 회전 운동이 제한된다.

환추와 축추의 관절은 주로 회전 움직임이 일어난다. 정중환축관절에서 치돌기는 이동하지 않고, 치돌기를 중심 축으로 하여 회선운동이 일어난다. 이때 외측환축관절은 2~3mm 기울어진다고 알려져 있다. 좌방향으로의 회전에서 환추는 우측이 상방(superior)으로 기울어지고, 좌측이 하방(inferior)으로 기울어진다. 이것은 환추, 축추 사이의 관절 회선 시에 측굴이 동시에 일어나기 때문이다. 회전의 가동범위는 40° 정도이다.

하부경추의 신전에서 상위추체는 기울고, 추간판 전방은 두꺼워지며, 후방(posterior)은 좁아진다. 수핵은 전방으로 움직인다. 신전운동에서는 상위추골과 하위추골의 극돌기가 부딪혀 골성 제한과 전종인대의 신장에 의해 억제된다. 굴곡에서는 상위추체가 전경하며, 추간판은 전방에서 좁아지고 후방에서 두꺼워지며, 수핵은 후방으로 움직인다. 굴곡에서는 후종인대, 추간관절의 관절낭, 황색인대, 항인대(ligamentum nuchae), 극간인대 등에 의해 운동은 억제된다. 회전 시 상부경추에서는 회전과 함께 측굴이 일어난다. 하부경추에서 한쪽 방향으로 회전이 일어날 때는 25° 정도의 측굴이 동시에 일어난다. 이는 회전 시에는 측굴운동이 일어

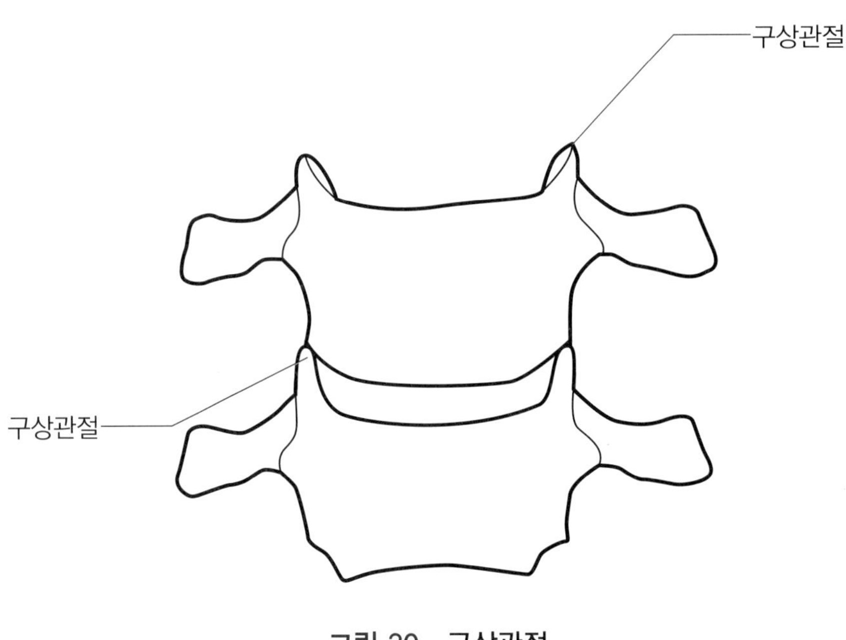

그림 30 구상관절

나며, 측굴 시에는 회전 운동이 수반된다는 것을 의미한다. 제3~7경추는 구상관절[Luschka, joint(추체상면의 외측부에 튀어나온 두 개의 구상돌기에 의한 관절면. 이 때문에 추간판은 추체의 외연에 다다르지 않는다)]에 의해 측굴이 제한되기 때문에**(그림 30 구상관절)** 측굴과 회전 운동이 함께 일어난다. 측굴과 회전이 수반되는 운동은 상부경추와 하부경추에서 일어나는 것으로 운동 시에 서로 보정한다고 알려져 있다. 경추부 굴곡의 가동범위는 약 60°, 신전의 가동범위는 50° 정도이다. 측굴의 가동범위는 약 50°이며, 회전의 가동범위는 70° 정도이다.

후두하근(suboccipital muscles)은 후두골, 환추, 축추를 연결하고 있는 근육으로 상두사근(obliquus capitis superior muscle), 하두사근(obliquus capitis inferior muscle), 소후두직근(rectus capitis posterior minor muscle), 대후두직근(rectus capitis posterior major muscle)으로 구성된다. 양쪽 근육이 동시에 수축하면 머리의 신전이, 한쪽에서만 수축하면 같은 쪽으로 측굴, 회전한다. 흉쇄유돌근(sternocleidomastoid muscle)은 한쪽이 수축되면 반대쪽으로 회전하고 같은 쪽에서 굴곡, 신전 운동 모두에 관여한다. 양쪽이 함께 수축하면 굴곡 작용을 하는 경우가 많지만, 척추의 위치에 따라서는 굴곡 뿐 아니라 신전 작용을 하기도 한다**(그림 31 경추의 위치에 따른 경추의 굴곡, 신전)**. 사각근(scalene muscles)이 양쪽이 함께 수축하면 경추가 굴곡하고, 한쪽 사각근이 수축하면 경추가 같은 쪽으로 측굴 및 회전 작용을 한다. 두판상근(splenius capitis muscle), 경판상근(splenius cervicis muscle)의 근육은 양쪽이 함께 수축하면 경부가 신전하고, 한쪽만 수축하면 같은 쪽으로 측굴과 회전의 움직임이 일어난다.

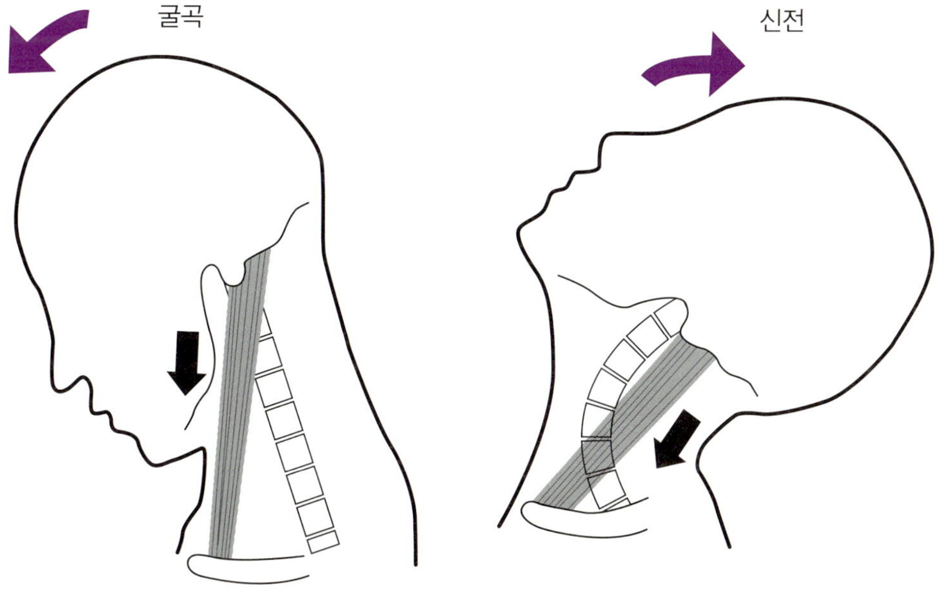

그림 31 경추의 위치에 의한 경부의 굴곡, 신전

14 천골

〈직접법〉

천골(sacrum)

❶ 천골 동요법
❷ 천골, 장골 동요법

환자는 침대 위에 엎드린다. 검사자는 환자의 좌우 천장관절의 내측, 천골부를 눌러 좌우 천장관절의 관절운동을 확인하여(**사진 128**) 관절운동이 없는 방향, 작은 방향을 조작한다.

천골 동요법에서는 검사자가 환자의 환측 대퇴부 외측에서 머리쪽(rostral)을 향해 선다. 천골, 장골 동요법에서는 환측의 반대쪽 둔부 옆에 선다.

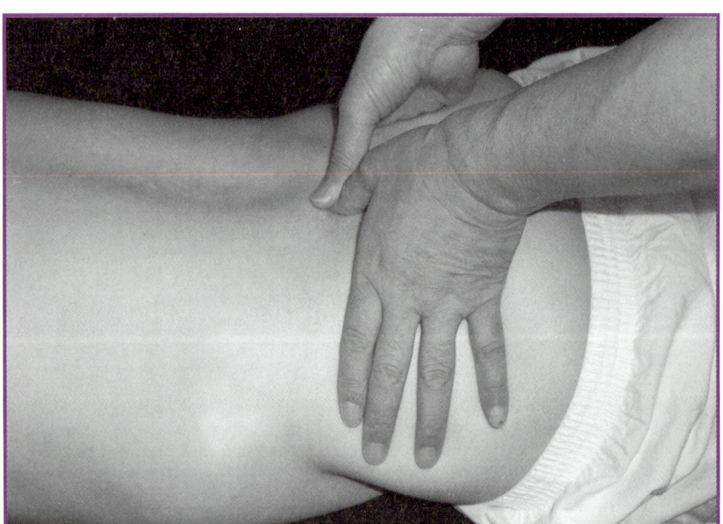

사진 128
천장관절 검사
(좌우를 확인한다)

❶ 천골 동요법

검사자는 환자의 슬관절 상방(superior)에 내측 손 손바닥을 아래로부터 집어넣고, 외측 손의 엄지손가락을 환자의 장골릉 및 후상장골극(posterior superior iliac spine) 내측, 천골 부에 올려놓는다. 대퇴부를 들어 올리며 엄지손가락을 천골에 대고 누른다. 대퇴부를 상하로 동요하여 천장관절을 이완시키면서 관절운동을 시행해 간다(**사진 129**).

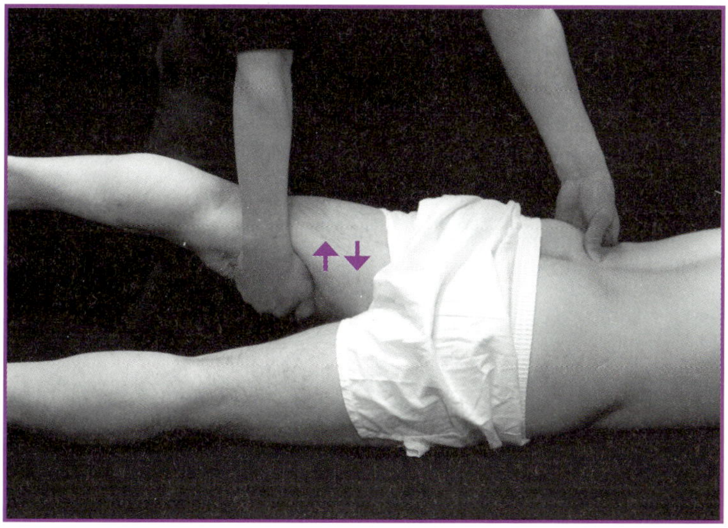

사진 129 천골 동요법

❸ 천골, 장골 동요법

검사자는 환자를 향하여 서서 다리쪽(caudal) 손의 손바닥을 환자의 반대쪽 전상장골극 아래로 손을 집어넣고, 머리쪽(rostral) 손의 엄지손가락으로 환자의 장골능이나 후상장골극 내측, 천골부에 올려놓는다. 전상장골극을 들어올리며 엄지손가락을 천골부에 대고 누르고, 전상장골극을 상하로 동요시켜 천장관절을 이완시키면서 관절운동을 시행한다(**사진 130**).

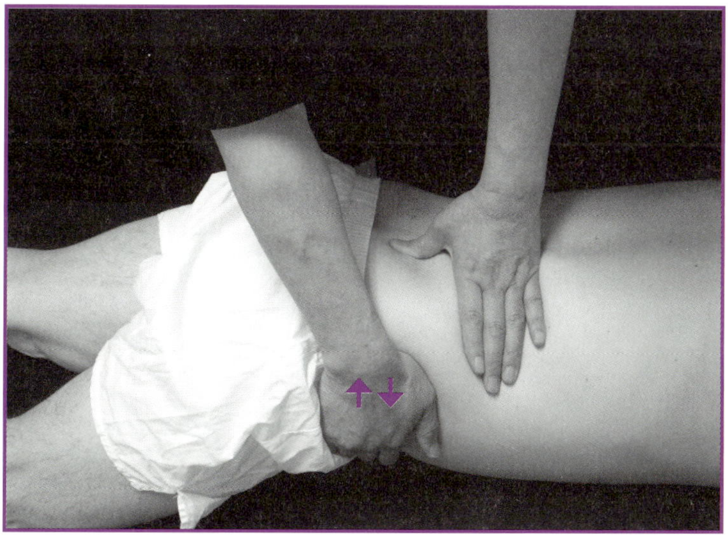

사진 130
천골, 장골 동요법

〈간접법〉

천골

❶ 천골 조작법
❷ 천골 압압법

직접법과 마찬가지로 검사자는 환자의 천골을 향하여 서서, 환자의 좌우 천장관절의 관절운동을 확인한다.

❶ 천골 조작법

검사자는 엄지손가락을 천장관절의 관절운동이 큰 방향으로 대고 조작한다(**사진 131**).

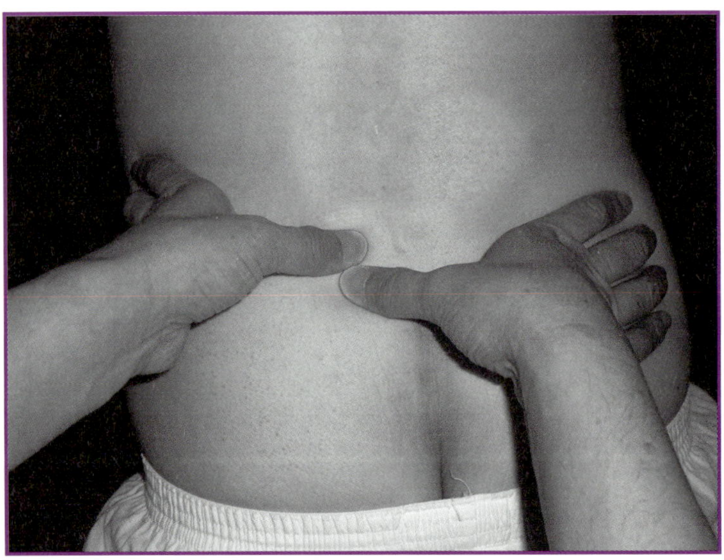

사진 131 천골 조작법

❷ 천골 압압법

검사자는 천장관절의 관절운동이 적은 쪽 또는 없는 쪽의 천장관절 부근에 압통이나 경결이 있는지 확인하고, 그곳에 엄지손가락을 대고 압압법을 시행한다(**사진 132**).

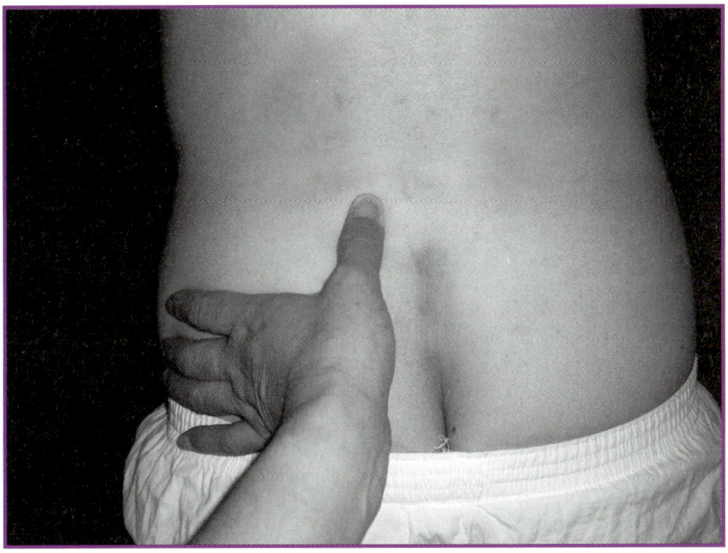

사진 132 천골 압압법

15 요추

〈직접법〉

요추(lumbar vertebrae)

❶ 요추 동요법
❷ 요추 · 장골 동요법

환자는 침대 위에 눕는다. 검사자는 요추 동요법과 요추 · 장골 동요법에서 환자의 요부 옆쪽에 선다. 좌우 양측에서 관절운동을 살피도록 한다. 검사법과 치료법은 같다.

❶ 요추 동요법

환자의 슬관절을 90°로 굴곡시켜 검사자의 다리쪽(caudal) 손으로 90° 굴곡된 환자의 발목을 잡고, 머리쪽(rostral) 손의 엄지손가락을 환자의 제5요추 극돌기에 댄다. 다리쪽 손으로 환자의 하퇴를 외측 방향으로 움직여 고관절을 내회전 시키고, 머리쪽 손의 엄지손가락을 제5요추~제11흉추까지 이동하면서 요추, 흉추의 움직임을 살핀다. 환자의 좌우 양측 모두 검사하며, 움직임이 큰 쪽 및 접촉하기 쉬운 부분에 엄지손가락을 대어 조작하고, 관절운동을 시행해 간

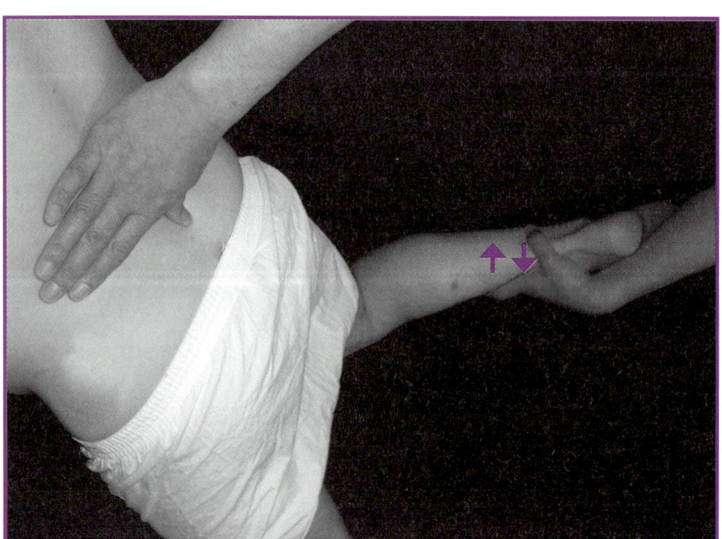

사진 133 요추 동요법

다. 요추 동요법은 제5요추~제11흉추까지 가능하지만 하부~중부요추가 조작하기 쉽다(**사진 133**).

❷ 요추 · 장골 동요법

다리쪽(caudal) 손의 손바닥을 환자의 반대쪽 전상장골극 아래로 집어넣고, 머리쪽(rostral) 손의 엄지손가락을 환자의 제5요추 극돌기에 댄다. 다리쪽 손으로 환자의 전상장골극을 들어 올리면서 머리쪽 손의 엄지손가락을 제5요추~제11흉추까지 이동해가며 요추, 흉추의 움직임을 살핀다. 환자의 좌우 양측 모두 검사하며, 움직임이 큰 쪽 및 접촉하기 쉬운 방향으로 엄지손가락을 대어 조작하고, 관절운동을 시행해 간다. 요추, 장골 동요법은 제5추~제11흉추까지 가능하지만 상부요추~하부흉추가 조작하기 쉽다(**사진 134**).

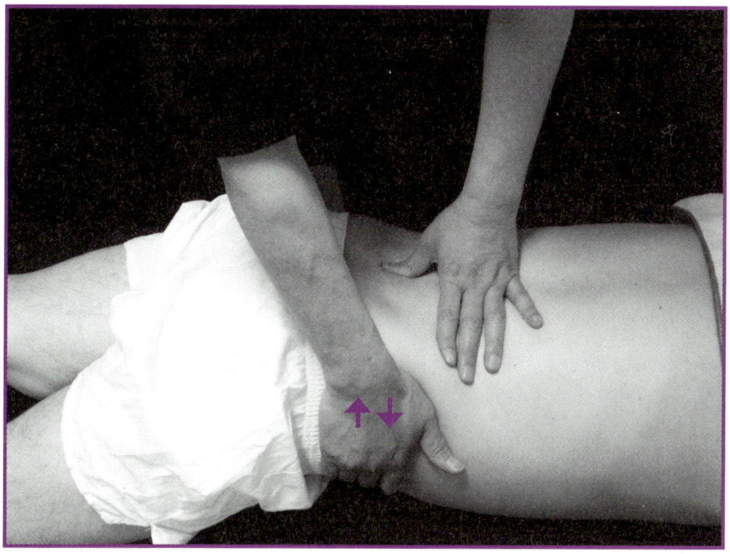

사진 134
요추, 장골 동요법

〈간접법〉

요추

❶ 요추 조작법
❷ 요추 압압법

환자는 눕는다. 검사자는 환자의 둔부 옆에 서서 환자의 요추 관절운동을 확인한다.

❶ 요추 조작법

검사자는 환자의 요추극돌기 좌우에서 양 엄지손가락을 올려놓고 좌우로 움직여서 요추의 관절운동을 확인한다(**사진 135**). 극돌기에 엄지손가락을 대고, 관절운동이 크게 움직이는 방향으로 조작한다(**사진 136**).

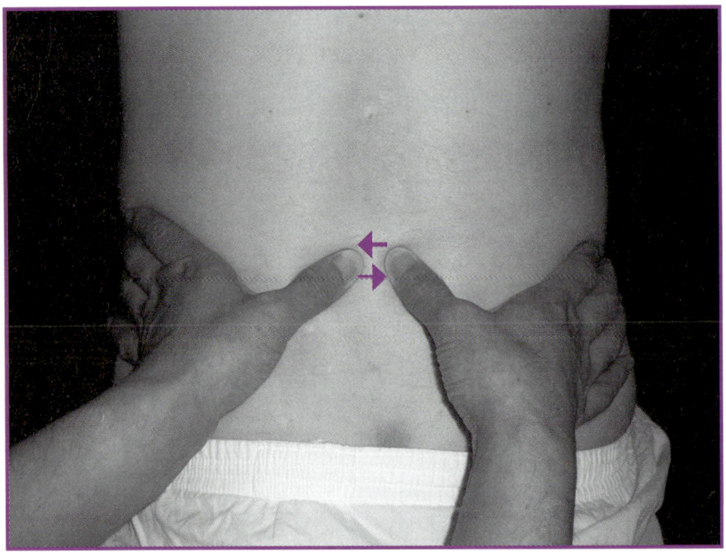

사진 135
요추 조작법 검사

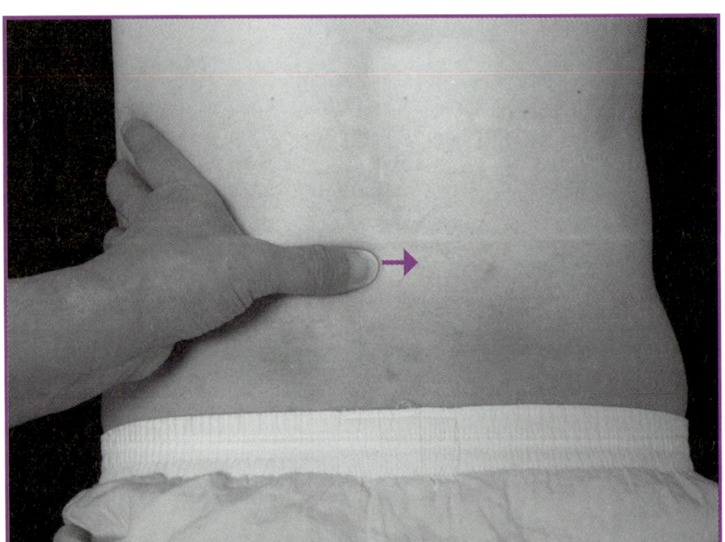

사진 136
요추 조작법

❷ 요추 압압법

검사자는 요추의 관절운동을 확인한다. 요추의 관절운동이 적은 쪽 또는 없는 쪽 요추 부근에 압통이나 경결이 있는지 확인하고, 그곳에 엄지손가락을 대고 압압법을 시행한다(**사진 137**).

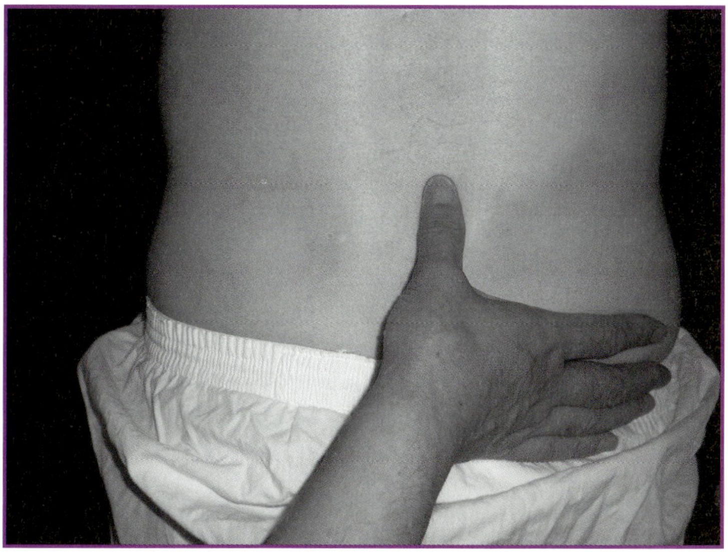

사진 137 요추 압압법

16 흉추

〈직접법〉

흉추(thoracic vertebrae)

❶ 흉추 동요법
❷ 흉추 좌위 동요법

흉추 동요법에서 환자는 침대 위에 엎드리고 검사자는 흉추 좌우측을 향하여 서서 양쪽에서 관절운동을 볼 수 있도록 한다. 검사법과 치료법은 같다. 흉추 좌위 동요법에서 환자는 앉는다. 검사자는 그 옆에 서서 조작을 시행한다.

❶ 흉추 동요법

검사자는 다리쪽(caudal) 손으로 환자의 반대편 주관절 상부(superior)를 잡고, 머리쪽(rostral) 손의 엄지손가락을 흉추의 극돌기에 대고 주관절의 상방을 위로 움직이면서 흉추의 움직임을 살핀다. 환자의 좌우 양쪽에서 관찰하고 움직임이 큰 방향 및 접촉하기 쉬운 방향으

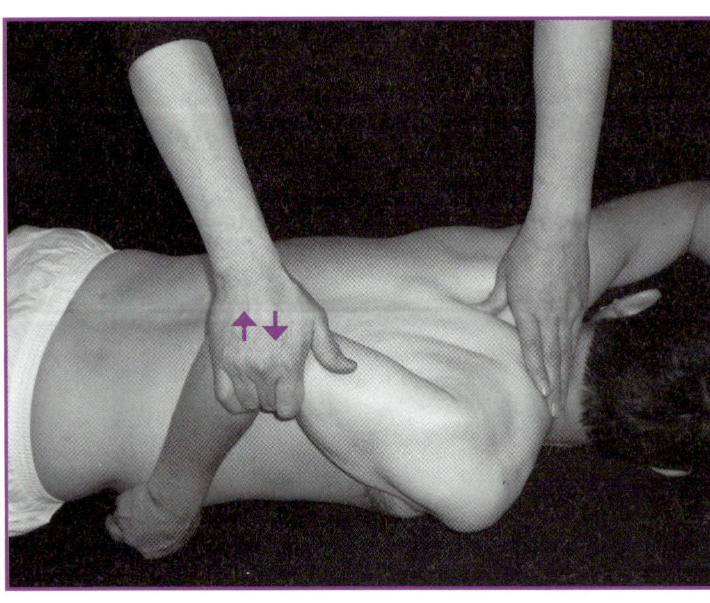

사진 138 흉추 동요법

로 엄지손가락을 대고 조작하여 관절운동을 시행해 간다(**사진 138**). 엎드린 자세에서는 늑골이 고정되기 때문에 중부~하부흉추는 조작하기 어려운 경우도 있다.

❷ 흉추 좌위 동요법

검사자는 흉추극돌기의 좌우에 양 엄지손가락을 올려놓고 좌우로 움직여 흉추의 관절운동을 확인한다(**사진 139**).

환자는 가슴 앞에서 팔을 교차시켜 팔짱을 끼듯 반대측 어깨를 잡고 검사자는 환자의 뒤에서 팔을 뻗어 외측 어깨를 손바닥으로 잡는다. 반대쪽 손 엄지손가락으로 관절운동이 적고, 잘 움직이지 않는 방향의 흉추극돌기를 눌러 어깨를 잡은 손으로 동요시키면서 조작하여 관절운동을 시행해 간다(**사진 140**).

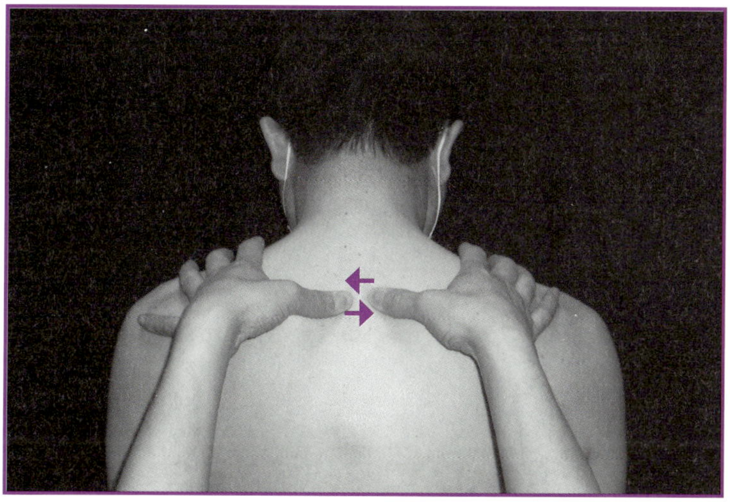

사진 139
흉추 좌위 동요법 검사

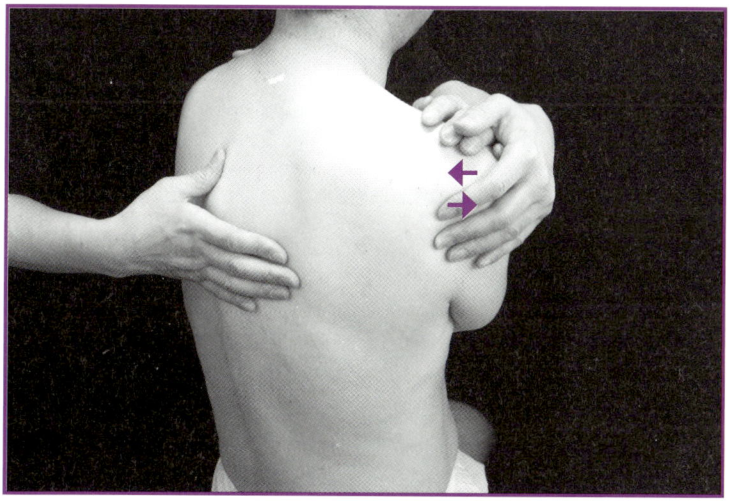

사진 140
흉추 좌위 동요법

〈간접법〉

흉추

❶ 흉추 조작법
❷ 흉추 압압법

검사자는 환자의 흉추 관절운동을 확인한다. 환자는 엎드리고 검사자는 환자의 요부 옆에 선다.

❶ 흉추 조작법

검사자는 양쪽 엄지손가락을 환자의 흉추극돌기 좌우에 대고, 좌우로 움직여서 흉추의 관절운동을 확인한다(**사진 141**). 극돌기에 엄지손가락을 대고 관절운동이 크게 움직이는 방향으로 조작한다(**사진 142**).

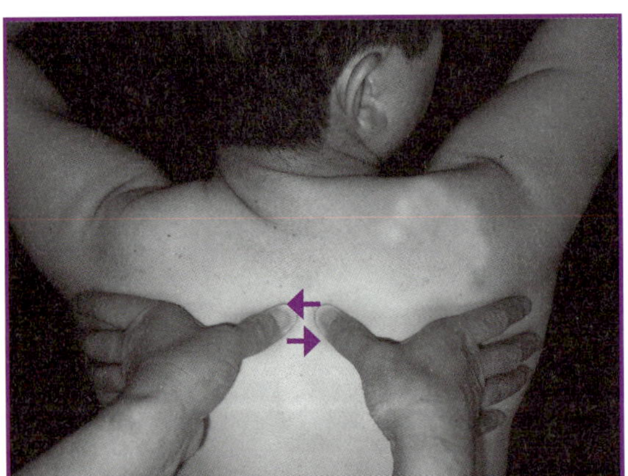

사진 141 흉추 조작법 검사

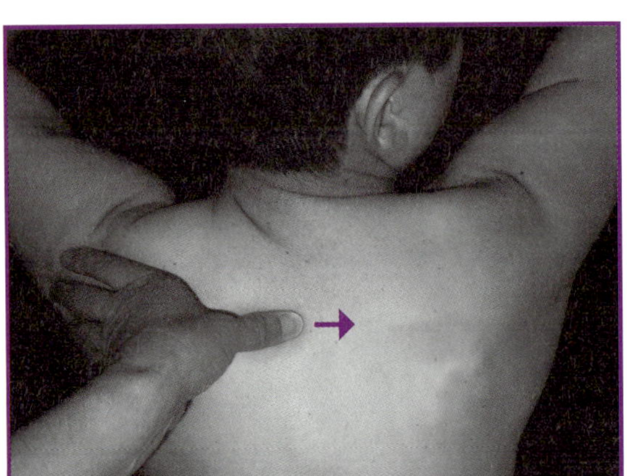

사진 142 흉추 조작법

❷ 흉추 압압법

검사자는 흉추의 관절운동을 확인한다. 흉추의 관절운동이 적은 쪽 또는 없는 쪽 흉추 부근에 압통이나 경결이 있는지 확인하고, 그곳에 엄지손가락을 대어 압압법을 시행한다(**사진 143**).

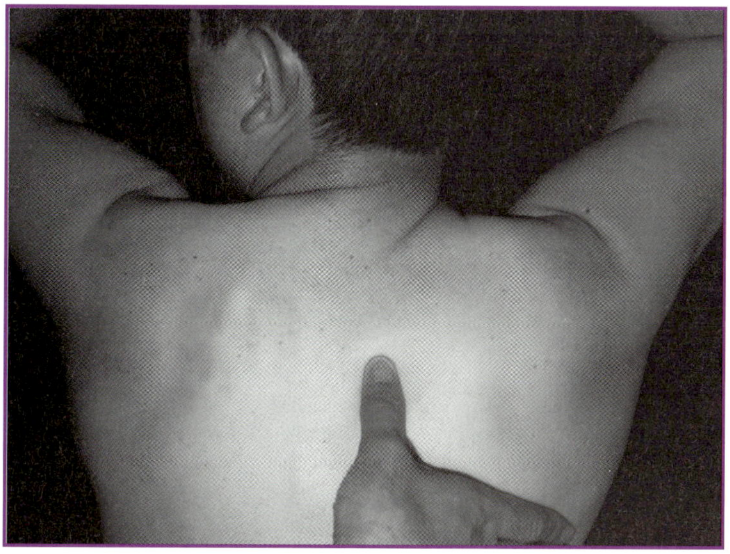

사진 143 흉추 압압법

17 늑골

〈직접법〉

늑골(rib)

❶ 늑골 동요법

환자는 침대위에서 눕고, 검사자는 환자의 머리쪽(rostral)에 위치한다.

늑골 위치가 비틀어져 늑골 간에 통증이 있는 경우, 검사자는 외측 손으로 환자의 주관절 위쪽을 삽고 내측 손으로 환자의 늑골 전방부에 손을 대어 고정한다. 상지를 들어올린 상태에서 늘리면서 늑골간 운동을 시행한다(**사진 144**).

변형방법으로는, 내측 손으로 환자의 주관절 위쪽을 잡고, 외측 손으로 늑골 외측부를 고정하여, 상지를 거상한 상태에서 내측 손으로 약간 외전을 시키면서 늑골간 운동을 시행한다(**사진 145**).

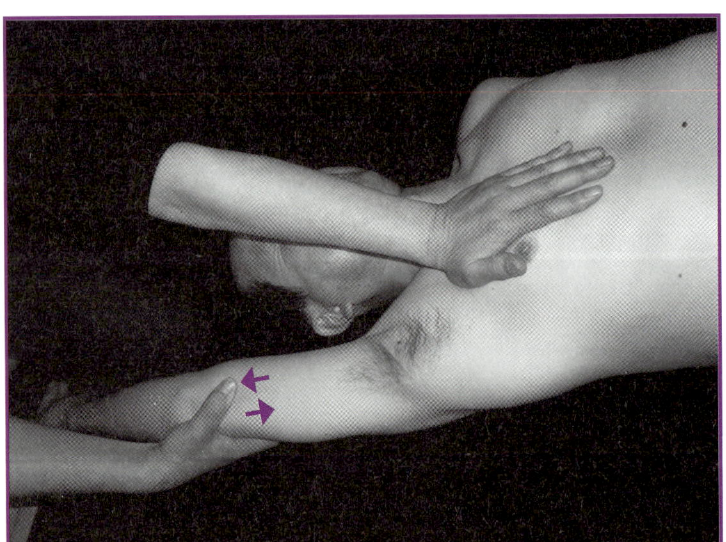

사진 144 늑골 동요법

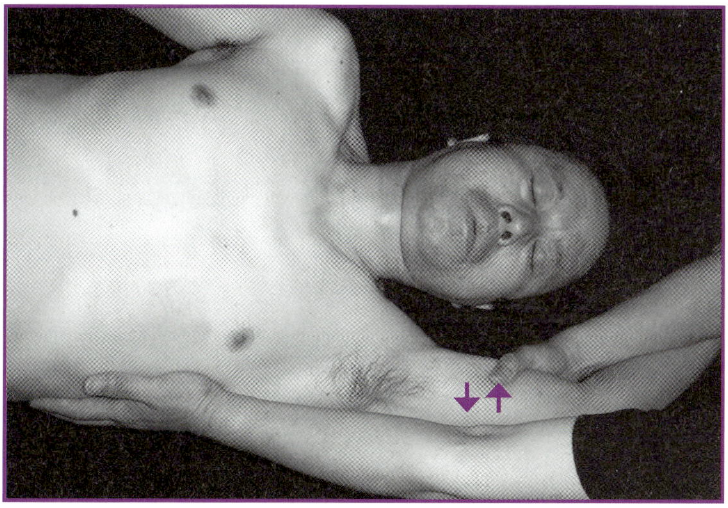

사진 145
변형방법: 늑골 동요법

〈간접법〉

늑골

❶ 늑골 조작법

환자는 앉거나 눕는다. 검사자는 환측의 늑골측에 위치한다.

늑골 위치가 비틀어져 늑골 간에 통증이 있는 경우, 검사자는 환자의 늑골 전, 후면에 양손 제2~4지를 댄 후 늑골 전방부에서는 손바닥이 하방(inferior)을 향하게 하고, 후방부에서는 손바닥이 상방을 향하게 하여 조작한다. 앉은 자세에서 조작방법을 나타낸다(**사진 146**).

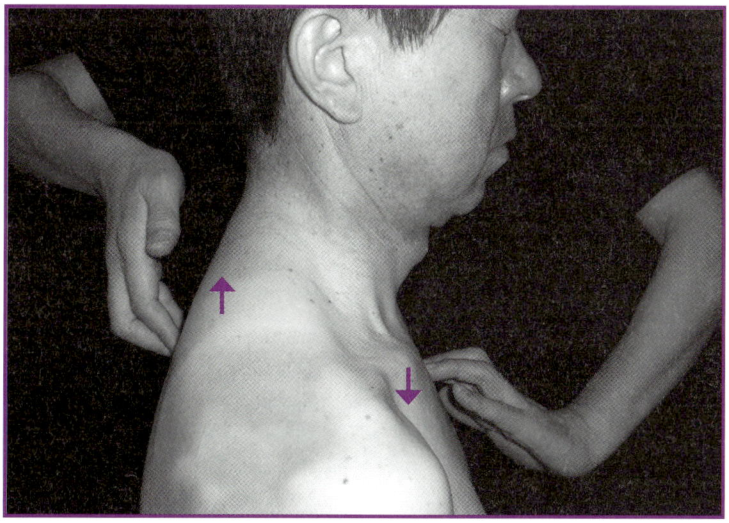

사진 146 늑골 조작법

18 경추

〈직접법〉

경추(cervical vertebrae)

❶ 두부, 경추 동요법
❷ 경추 동요법

두부, 경추 동요법에서는 환자를 앉게 하고 검사자는 환자의 뒤에 위치한다. 경추 동요법에서는 환자가 침대에 눕게 하고 검사자는 환자의 머리쪽(rostral)에서 환자의 다리(caudal)을 향하여 서서 관절운동을 살피도록 한다. 검사법과 치료법은 거의 같다.

❶ 두부, 경추 동요법

검사자는 환자의 두부에 한쪽 손을 대고 환자의 경추를 가볍게 측굴 시키고, 측굴시킨 쪽에 다른 쪽 손의 엄지손가락을 대고, 경추의 움직임을 살핀다. 환자의 좌우 양쪽에서 살피도록 하고, 움직임이 큰 쪽 및 접촉하기 쉬운 쪽에 엄지손가락을 대어 두부 측굴의 동요 조작으로 관절운동을 시행해 간다(**사진 147**).

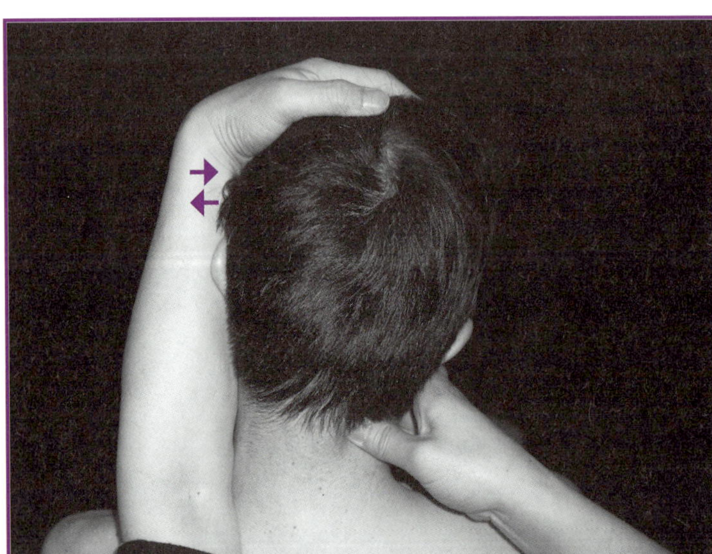

사진 147
두부, 경추 동요법

❷ 경추 동요법

검사자는 양쪽 엄지손가락을 겹쳐 환자의 경추에 대고 환자의 머리를 회전 시키며 관절운동을 살핀다. 움직임이 적거나 없는 쪽 또는 접촉하기 쉬운 쪽에 양쪽 엄지손가락을 겹쳐 대고 경추 동요 조작을 시행하며 관절운동을 시행해 간다(**사진 148**).

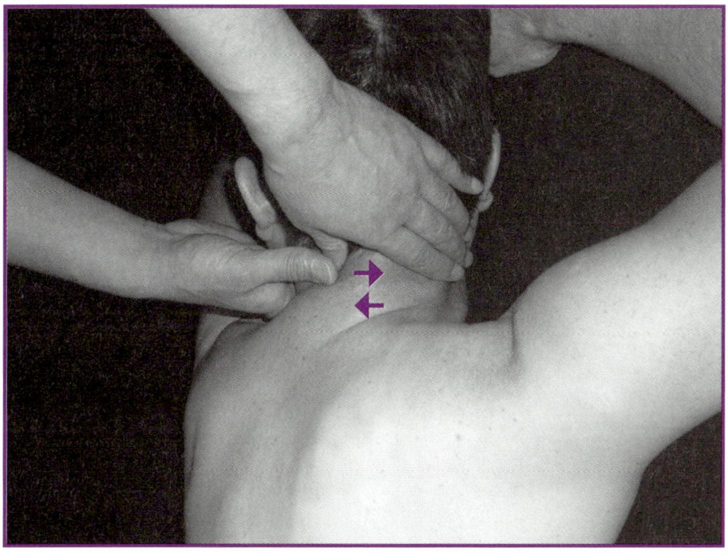

사진 148
경추 동요법

〈간접법〉

경추

❶ 환추 관절운동 검사법
❷ 경추 관절운동 검사법
❸ 경추 조작법
❹ 경추 압압법

환자는 침대 위에 눕고, 검사자는 환자의 머리쪽에 서서 경추를 잡고, 환추와 제 2~4경추의 관절운동을 확인한다.

제5~7경추는 앉은 자세에서 관절운동을 확인한다.

❶ 환추 관절운동 검사법

검사자는 환자의 양쪽 손바닥으로 후두부(occipital region)를 지지하고 양쪽 2지를 환자의 유양돌기(mastoid process) 아래에 댄 채로, 환자의 얼굴을 수평을 유지하며 들어올린 후 머리를 상하 또는 좌우 측방으로 움직이면서 관절의 운동 방향을 확인하고 제2지로 환추의 횡돌기를 촉진한다(**사진 149**).

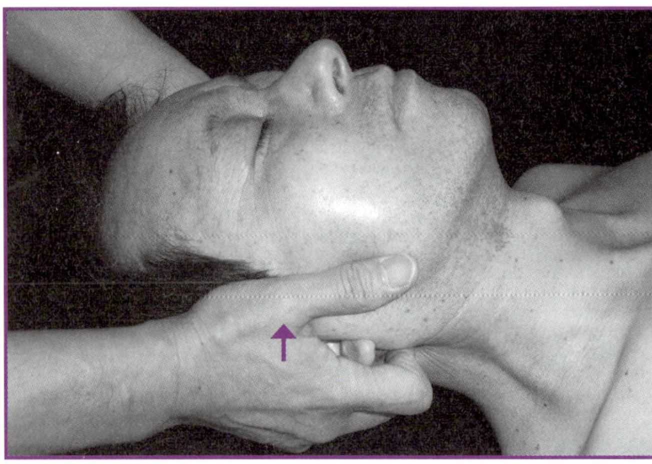

사진 149
환추 관절운동 검사

❷ 경추 관절운동 검사법

검사자는 환자의 제2~4경추극돌기 및 횡돌기 사이 부근에 제2, 3지를 대고 양쪽 손바닥으로 후두부를 지탱하여 환자의 얼굴을 조금 들어 올려 얼굴을 곧게 한 상태에서 좌우 측방으로 조금씩 움직이면서 제2, 3지로 경추 움직임을 살피고 관절의 운동방향을 확인한다(**사진 150**).

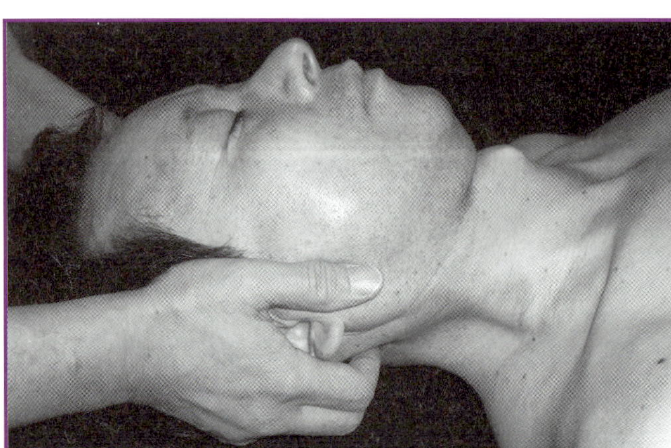

사진 150
경추 관절운동 검사

제5~7경추는 환자의 경추 극돌기 양측에 엄지손가락을 대고 좌우로 움직이면서 관절의 운동 방향을 확인한다(**사진 151**).

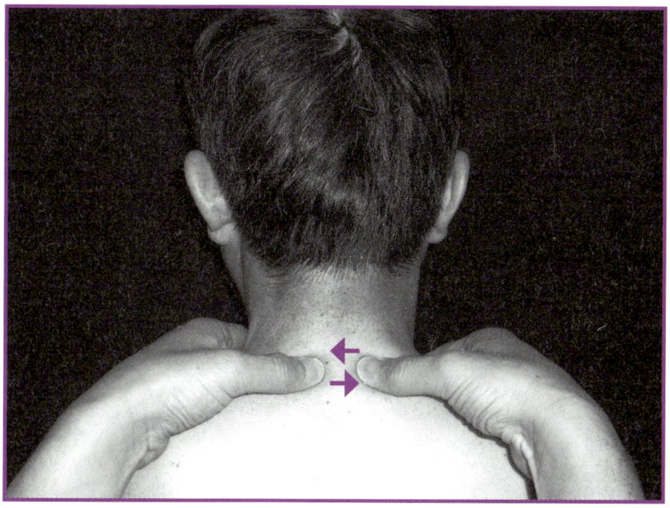

사진 151
제5~7 경추 관절운동 검사

❸ 경추 조작법

검사자는 환자의 환추는 유양돌기 아래에서(**사진 152**), 제2~4경추에서는 극돌기에 엄지손가락을 대고 관절운동이 크게 움직이는 방향으로 조작한다(**사진 153**).

제5~7경추도 극돌기에 엄지손가락을 대고 관절운동이 큰 방향으로 조작한다(**사진 154**).

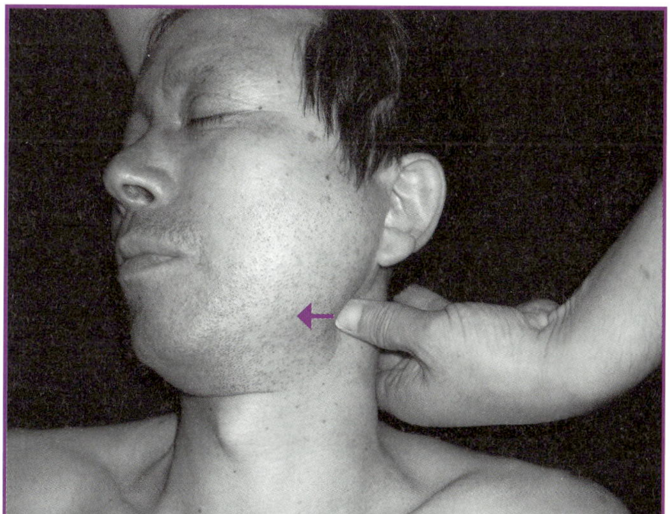

사진 152 환추 조작법

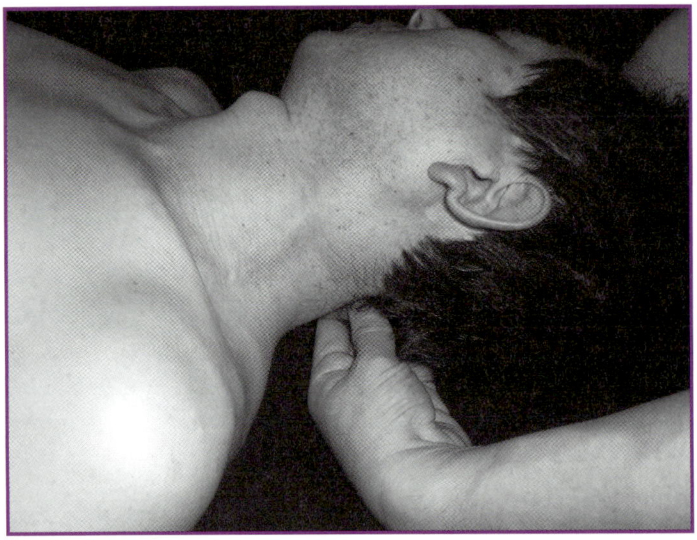

사진 153
제2~4 경추 조작법

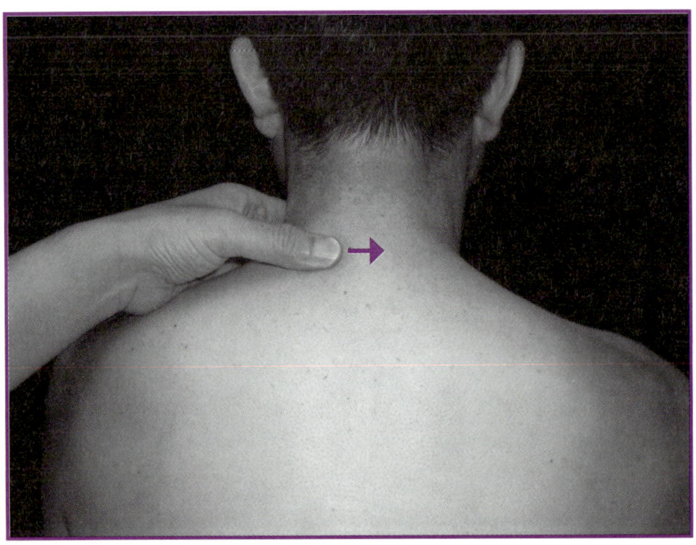

사진 154
제5~7 경추 조작법

④ 경추 압압법

환자는 앉게 하고 검사자는 뒤(posterior)에 위치한다. 검사자는 환자의 경추 관절운동을 확인한다. 경추의 관절운동이 적은 쪽 또는 없는 쪽의 경추 부근에 압통이나 경결이 있는지 확인한 후 그곳에 엄지손가락을 대고 압압법을 시행한다(**사진 155**).

환추는 유양돌기의 후면에 압통이 생기는 경우가 있기 때문에 그곳에 압압법을 시행한다.

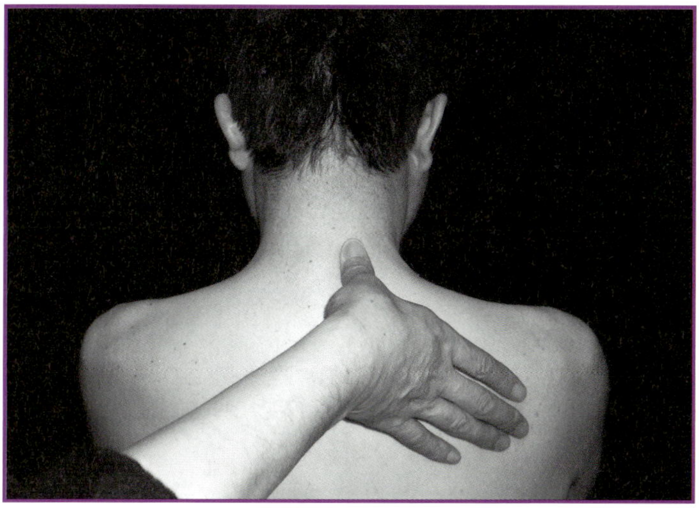

사진 155 경추 압압법

19 후두골

〈간접법〉

후두골(occipital bone)

❶ 후두골 조작법

환자는 침대 위에 눕고 검사자는 환자의 머리쪽(rostral)에서 양쪽 네 손가락을 후두골까지 삽입하여 검사, 조작한다.

검사자는 환자의 경부에서 좌우 후두골이 상방(superior)에 있는지, 하방(inferior)에 있는지를 확인한다.

검사자는 네 손가락으로 상방에 있는 쪽은 상방으로, 하방에 있는 쪽은 하방으로 조작법을 시행한다(**사진 156**).

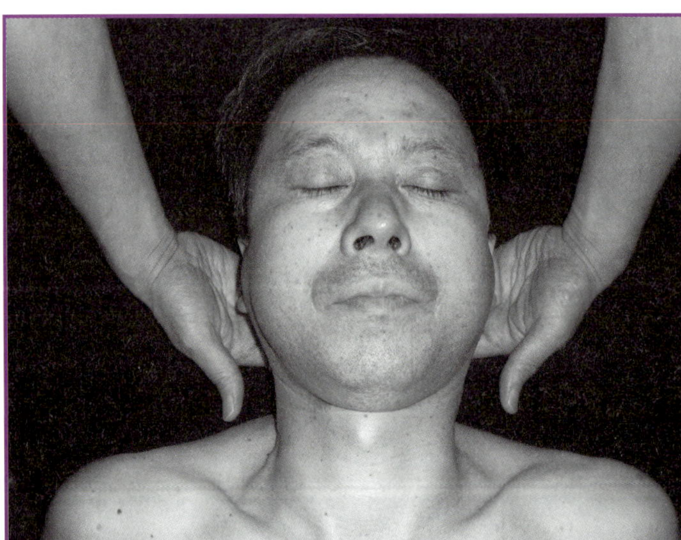

사진 156 후두골 조작법

참고문헌

1) Dimitrios Kostopoulos・Konstantine Rizopoulos 著、川喜田健司 訳「トリガーポイントと筋筋膜療法マニュアル」医道の日本社、2002 年

2) 小林孝誌「理学療法ハンドブック第 2 巻　触圧覚刺激法」協同医書出版社、2000 年

3) 糟谷俊彦「写真で学ぶ　関節モビライゼーション・テキスト」産学社、エンタプライズ出版部、2008 年

4) Simeon Niel-Asher 著、伊藤和憲 監訳「ビジュアルでわかるトリガーポイント治療」緑書房、2010 年

5) 赤羽幸兵衛「皮内針法」医道の日本社、1979 年

6) John McM.Mennell 著・中川貴雄 訳「関節の痛み」科学新聞社、1986 年

7) Susan L.Edmond 著・大川泰 監訳「関節マニピュレーション」医道の日本社、1998 年

8) 藤縄理「理学療法ハンドブック第 2 巻　関節モビライゼーション」共同医書出版社、2000 年

9) I.A.KAPANDJI 著・荻島秀男 監訳「カパンディ関節の生理学 I 上肢」医歯薬出版、1986 年

10) 中村隆一・斎藤宏 著「基礎運動学」医歯薬出版、1981 年

11) JOHN H.WARFEL 著、矢谷令子・小川恵子訳「図説　筋の機能解剖」医学書院、1981 年

12) 金子丑之助 著「日本人体解剖学　第一巻」南山堂、1985 年

13) Rene Cailliet 著、荻島秀男 訳「肩の痛み・原著第 2 版」医歯薬出版、1986 年

14) STANLEY HOPPENFELD 著・野島元雄 監訳「図解　四肢と脊椎の診かた」医歯薬出版、1985 年

15) 齋藤巳乗 著「オステオパシー誇張法教本」ジャパン・オステオパシック・サプライ、1993 年

16) Freddy M・Kaltenborn 著・富雅男 訳「四肢関節のマニュアルモビリゼーション」医歯薬出版、1988 年

17) Carolyn T・Wadsworth 著・奈良勲 監修「脊柱と四肢のマニュアルセラピー」医道の日本社、1999 年

18) I.A.KAPANDJI 著、荻島秀男 監訳「カパンディ関節の生理学　II 下肢」医歯薬出版、1986 年

19) Paul E・Kimberly 著、森田博也 訳「オステオパシーマニピュレーションテクニック」エンタプライズ、2002 年

20) Laurie S・Hartman 著、大谷素明 訳「オステオパシーテクニックハンドブック」科学新聞社、1997 年

21) 芹澤勝助『指圧の理論と実技』医歯薬出版、1986 年

22) 芹澤勝助『あん摩・マッサージの理論と実技』医歯薬出版、1980 年

23) アメリカ手の外科学会 編、山内裕雄・井上久 共訳『手の診察マニュアル』南江堂、1986 年

24) Rene Cailliet 著、荻島茂男 訳『手の痛みと機能障害　原著第 3 版』医歯薬出版、1985 年

25) Rene Cailliet 著、荻島茂男 訳『足と足関節の痛み　原著第 2 版』医歯薬出版、1985 年

26) G.Muhr、M.wagner 著、磯辺饒 監訳『膝靭帯損傷診断マニュアル』メディカル・サイエンス・インターナショナル、1986 年

27) I.A.KAPANDJI 著、荻原秀男 監訳『カパンディ関節の生理学Ⅲ　体幹・脊柱』医歯薬出版、1986 年

28) Rene Cailliet 著、荻原秀男 訳『腰痛症　原著第 3 版』医歯薬出版、1986 年

29) Rene Cailliet 著、荻原秀男 訳『頸と腕の痛み　原書第 2 版』医歯薬出版、1986 年

30) James H.Clay ／ David M.Pounds 著、大谷素明 監訳『クリニカルマッサージ』医道の日本社、2006 年

31) Andrew Biel 著、阪本桂造 監訳『ボディ・ナビゲーション』医道の日本社、2009 年

찾아보기